汉竹编著·健康爱家系列

扫码学取穴视频

精准取穴
不出错

刘乃刚 / 主编

江苏凤凰科学技术出版社
全国百佳图书出版单位
·南京·

图书在版编目（CIP）数据

精准取穴不出错 / 刘乃刚主编 . — 南京：江苏凤凰科学
技术出版社 , 2021.6（2023.05 重印）
（汉竹 · 健康爱家系列）
ISBN 978-7-5713-1747-8

Ⅰ . ①精… Ⅱ . ①刘… Ⅲ . ①选穴 Ⅳ . ① R224.2

中国版本图书馆 CIP 数据核字 (2021) 第 011087 号

中国健康生活图书实力品牌

精准取穴不出错

主　　　编	刘乃刚	
编　　著	汉　竹	
责 任 编 辑	刘玉锋　黄翠香	
特 邀 编 辑	张　瑜　张　冉	
责 任 校 对	仲　敏	
责 任 监 制	刘文洋	

出 版 发 行	江苏凤凰科学技术出版社
出版社地址	南京市湖南路 1 号 A 楼，邮编：210009
出版社网址	http://www.pspress.cn
印　　刷	合肥精艺印刷有限公司

开　　本	720 mm × 1 000 mm　1/16
印　　张	13
字　　数	200 000
版　　次	2021 年 6 月第 1 版
印　　次	2023 年 5 月第 6 次印刷

标 准 书 号	ISBN 978-7-5713-1747-8
定　　价	39.80 元（附赠：专家取穴视频）

导读

经络腧穴，看似烦琐复杂，实则是有规律可循的。

人体主要有 14 条经络，每条经络上都有不同数量的穴位，每个穴位对应人体不同的功能部位。经络上的穴位在人体中左右对称，只要了解其中一侧穴位，另一侧穴位的位置和功效也就明白了。人体除 14 条经络外还有经外奇穴，常有特殊的主治功用。

本书详细介绍了每个穴位的功效、主治，更有巧妙的按摩方法，最重要的是教你如何快速地精准取穴，还有口诀帮你快速记忆经络上的穴位，助力你更好地学习经络穴位。

主　编：刘乃刚

副主编：张慧方　胡　波　阙榕彩　刘福水

编　委：李石良　胥荣东　王　旭　李　辉　张永旺　史榕荇

马本绪　李　勇　游安江　饶　飞　赵　婧　侯　倩

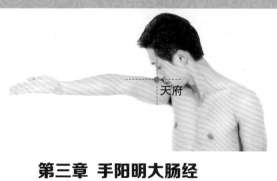
天府

目录

第四章 足阳明胃经

第五章 足太阴脾经

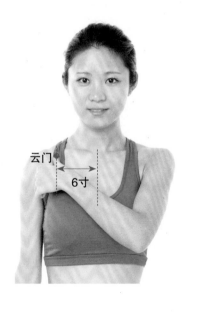

云门
6寸

第六章 手少阴心经

第七章 手太阳小肠经

第九章 足少阴肾经

第十章 手厥阴心包经

第十一章 手少阳三焦经

第十二章 足少阳胆经

下关

耳垂

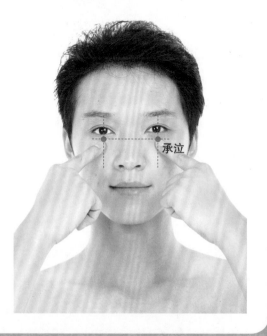
承泣

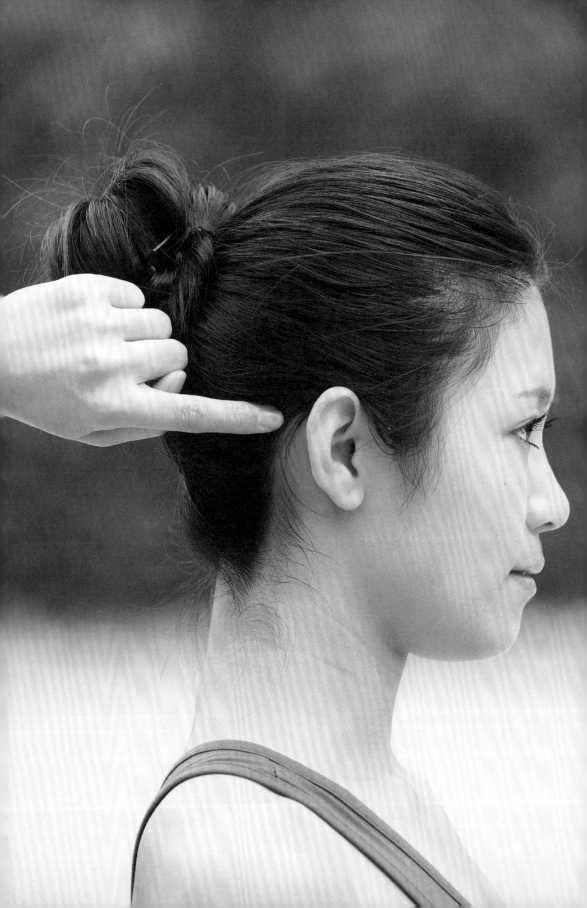

第一章 常用取穴定位法

体表解剖标志定位法

体表解剖标志定位法，以体表解剖学的各种体表标志为依据来确定穴位，可分为固定标志和活动标志两种。

固定标志如骨节和肌肉所形成的突起或凹陷、五官轮廓、发际、指（趾）甲、乳头、脐窝等可作取穴标志。例如，两眉间取印堂，两乳头间取膻中，腓骨头（位于小腿外侧部）前下方取阳陵泉。活动标志如各部位的关节、肌腱、肌肉、皮肤在活动过程中出现的空隙、凹陷、皱纹、尖端等可作取穴标志。例如，屈肘时在肘横纹外侧端凹陷处取曲池，张口时在耳屏前缘凹陷中取听宫。

"骨度"折量定位法

"骨度"折量定位法，是指将全身各部位以骨节为主要标志规定其长短，并依其比例折算作为定穴的标准。按照此种方法，不论男女、老少、高矮、胖瘦，折量的分寸都是一样的，从而很好地解决了在不同人身上定穴的难题。

部位	起止点	骨度（寸）	度量
头面部	前发际正中至后发际正中	12	直寸
	眉间（印堂）至前发际正中	3	直寸
	两额角发际（头维）之间	9	横寸
	耳后两乳突（完骨）之间	9	横寸
胸腹胁部	胸骨上窝（天突）至剑胸结合中点（歧骨）	9	直寸
	剑胸结合中点（歧骨）至脐中（神阙）	8	直寸
	脐中（神阙）至耻骨联合上缘（曲骨）	5	直寸
	两乳头之间	8	横寸
	两肩胛骨喙突内侧缘之间	12	横寸

续表

部位	起止点	骨度（寸）	度量
背腰部	肩胛骨内侧缘至后正中线	3	横寸
上肢部	腋前、后纹头至肘横纹（平尺骨鹰嘴）	9	直寸
	肘横纹（平尺骨鹰嘴）至腕掌（背）侧远端横纹	12	直寸
下肢部	耻骨联合上缘（曲骨）至髌底	18	直寸
	髌底至髌尖	2	直寸
	髌尖（膝中）至内踝尖	15	直寸
	胫骨内侧髁下方（阴陵泉穴）至内踝尖	13	直寸
	股骨大转子至腘横纹（平髌尖）	19	直寸
	臀沟至腘横纹（平髌尖）	14	直寸
	腘横纹（平髌尖）至外踝尖	16	直寸
	内踝尖至足底	3	直寸

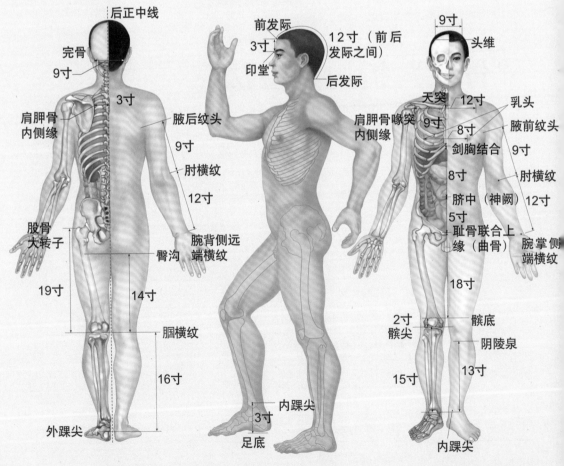

"指寸"定位法

"指寸"定位法是一种简易的取穴方法，即依照被取穴者本人手指的长度和宽度为标准来取穴。

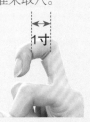 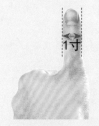 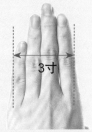

中指同身寸，以被取穴者中指中节屈曲时内侧两端纹头之间距离长度为1寸。此法可用于腰背部和四肢等部位。

拇指同身寸，以被取穴者大拇指指间关节的横向宽度为1寸。此法常用于四肢部位。

横指同身寸，又称一夫法，将被取穴者的食指、中指、无名指、小指并拢，以中指中节横纹处为标准，四指的宽度为3寸。

简便取穴法

简便取穴法是临床上常用的一种简便易行的取穴方法，虽然不适用于所有的穴位，但是操作方便，容易记忆。

风市：直立垂手，手掌并拢伸直，中指尖处即是。

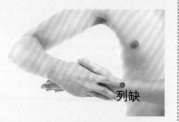

列缺：两手虎口相交，一手食指压另一手桡骨茎突上，食指尖到达处即是。

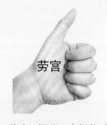

劳宫：握拳，中指指尖压在掌心的第一横纹处即是。

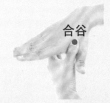

合谷：以一手拇指指间横纹对准另一手拇、食指之间的指蹼，指尖点到处即是。

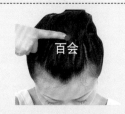

百会：两耳尖与头正中线相交处，按压有凹陷处即是。

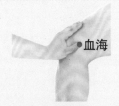

血海：屈膝90°，手掌伏于膝盖上，拇指与其他四指成45°，拇指尖处即是。

第二章
手太阴肺经

穴位	首穴	末穴	联系主要脏腑
一侧11个，左右共22个	中府	少商	胃、肺、咽、大肠

经穴歌诀
手太阴肺十一穴，中府云门天府诀， 侠白尺泽孔最存，列缺经渠太渊涉， 鱼际少商如韭叶，左右二十二孔穴。

手太阴肺经

起于中焦，向下联络大肠，回绕过来向上穿过横膈膜，属于肺脏，从肺与气管、喉咙相联系的部位横行出来，沿上臂内侧下行到肘窝中，沿前臂内侧前缘进入寸口（中医把脉处），经过鱼际，并沿着鱼际的边缘，到达拇指端。

支脉

从腕后走向食指桡侧（拇指方向），到达其末端，在此接手阳明大肠经。手太阴肺经是十二经脉气血流注的始发经络，联系的脏腑器官有胃、喉咙和气管，属肺，络大肠，在食指与手阳明大肠经相接。

主治证候

喉、胸、肺病以及经脉循行部位的其他病症，如咳嗽、气喘、咯血、伤风、胸部胀满、咽喉肿痛及手臂内侧前缘痛、肩背疼痛等。

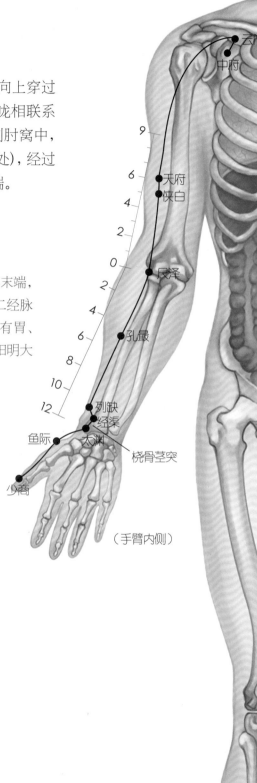

（手臂内侧）

中府 LU1

用拇指按揉中府，能止咳平喘。

—— 功效 ——

止咳平喘，清泻肺热，通经活络。

—— 主治 ——

肺炎，哮喘，胸痛，肺结核，支气管扩张，咳嗽，气喘。

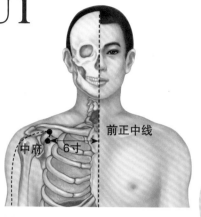

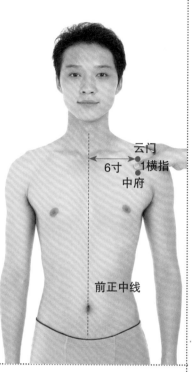

精准定位： 在胸部，横平第1肋间隙，锁骨下窝外侧，前正中线旁开6寸。

快速取穴： 正立，锁骨外侧端下方有一凹陷为云门，云门再向下1横指处即是。

云门 LU2

5分钟按摩

用拇指按揉云门，能防治肺部疾患。

—— 功效 ——

止咳平喘，清肺理气，泻四肢热。

—— 主治 ——

咳嗽，气喘，胸痛，肩痛，肩关节内侧痛，胁痛。

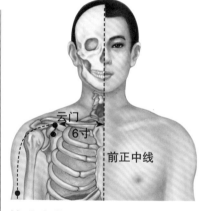

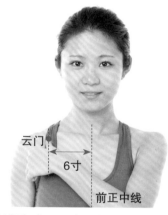

精准定位： 在胸部，锁骨下窝凹陷中，肩胛骨喙突内侧缘，前正中线旁开6寸。

快速取穴： 正立，挺胸，锁骨外侧端下方的三角形凹陷处即是。

---

①一般在家自我按摩按5~10分钟左右比较好，本书以5分钟举例，大家具体操作时可自行选择时间，最长不宜超过10分钟。

天府 LU3

5分钟按摩： 用拇指按揉天府，能防治肺部疾患。

—— 功效 ——

调理肺气，安神定志，通经活络。

—— 主治 ——

咳嗽，气喘，鼻塞，上臂内侧疼痛。

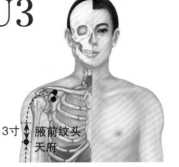

3寸　腋前纹头　天府

精准定位： 在臂前区，腋前纹头下3寸，肱二头肌桡侧缘处。

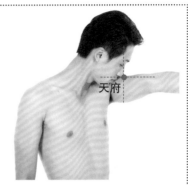

天府

快速取穴： 臂向前平举，俯头，鼻尖接触上臂内侧处即是。

侠白 LU4

5分钟按摩： 用拇指按揉侠白，能止咳理气。

—— 功效 ——

止咳平喘，宣肺理气，宽胸和胃。

—— 主治 ——

咳嗽，气喘，胸闷，干呕，上臂内侧神经痛。

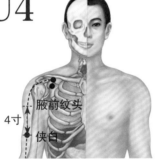

腋前纹头　4寸　侠白

精准定位： 在臂前区，腋前纹头下4寸，肱二头肌桡侧缘处。

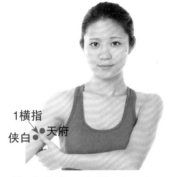

1横指　侠白　天府

快速取穴： 先找到天府，向下1横指处即是。

尺泽 LU5

5分钟按摩： 用拇指按揉或弹拨尺泽，能清热止痛。

—— 功效 ——

清热和胃，通络止痛，止咳平喘。

—— 主治 ——

气喘，胸部胀满，热病，呕吐，泄泻。

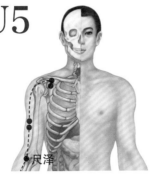

尺泽

精准定位： 在肘区，肘横纹上，肱二头肌腱桡侧缘凹陷中。

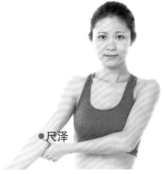

尺泽

快速取穴： 先找到肱二头肌肌腱，在其桡侧的肘横纹中取穴。

孔最 LU6

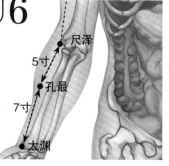
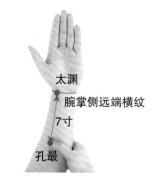

5分钟按摩: 用拇指按揉孔最,能防治肺部疾病。

---- 功效 ----

清热止血,润肺理气,平喘利咽。

---- 主治 ----

咳嗽,气喘,咯血,咽喉肿痛,肘臂痛,痔疮。

精准定位: 在前臂前区,腕掌侧远端横纹上7寸,尺泽(LU5)与太渊(LU9)连线上。

快速取穴: 手臂前伸,于腕掌侧远端横纹处定太渊,太渊上7寸即是。

列缺 LU7

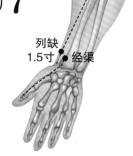
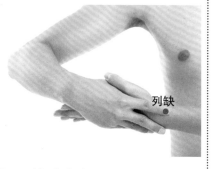

5分钟按摩: 用拇指按揉或弹拨列缺,能清泻肺热。

---- 功效 ----

止咳平喘,通经活络,利水通淋。

---- 主治 ----

咳嗽,气喘,头痛,颈项僵硬,咽喉痛。

精准定位: 在前臂,腕掌侧远端横纹上1.5寸,拇长展肌腱沟的凹陷中。

快速取穴: 两手虎口相交,一手食指压另一手桡骨茎突上,食指尖到达处即是。

经渠 LU8

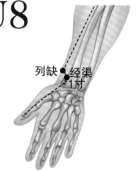
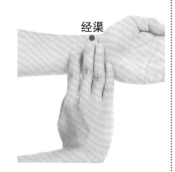

5分钟按摩: 用拇指按揉经渠,能防治肺部疾患。

---- 功效 ----

宣肺利咽,降逆平喘,通经活络。

---- 主治 ----

咳嗽,气喘,哮喘,气管炎,胸部胀满。

精准定位: 在前臂前区,腕掌侧远端横纹上1寸,桡骨茎突与桡动脉之间。

快速取穴: 伸手,掌心向内,用一手给另一手把脉,中指指端所在位置即是。

太渊 LU9

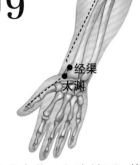
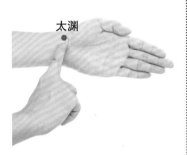

5分钟按摩: 用拇指按压太渊,可缓解手掌冷痛、麻木。

---功效---

止咳化痰,通调血脉,通经活络。

---主治---

无脉症,脉管炎,心动过速,膈肌痉挛。

精准定位: 在腕前区,桡骨茎突与舟状骨之间,拇长展肌腱尺侧凹陷中。

快速取穴: 掌心向内,腕横纹外侧摸到桡动脉,其外侧即是。

鱼际 LU10

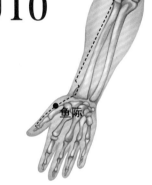
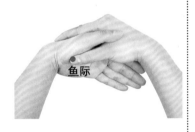

5分钟按摩: 用拇指掐揉鱼际,可缓解身热、咽痛。

---功效---

清热利咽,止咳平喘,通经活络。

---主治---

咳嗽,咯血,发热,咽喉肿痛,失声。

精准定位: 在手外侧,第1掌骨桡侧中点赤白肉际处。

快速取穴: 手掌大鱼际隆起处外侧,第1掌骨中点赤白肉际处即是。

少商 LU11

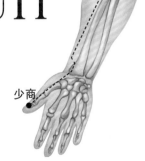
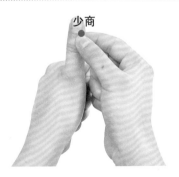

5分钟按摩: 用拇指掐揉少商,可缓解晕厥、中暑。

---功效---

解表清热,通咽利喉,苏厥开窍。

---主治---

小儿惊风,热病,中暑,呕吐。

精准定位: 在手指,拇指末节桡侧,指甲根角侧上方0.1寸(指寸)。

快速取穴: 将拇指伸直,沿拇指指甲桡侧缘和下缘各作一切线,两线交点处即是。

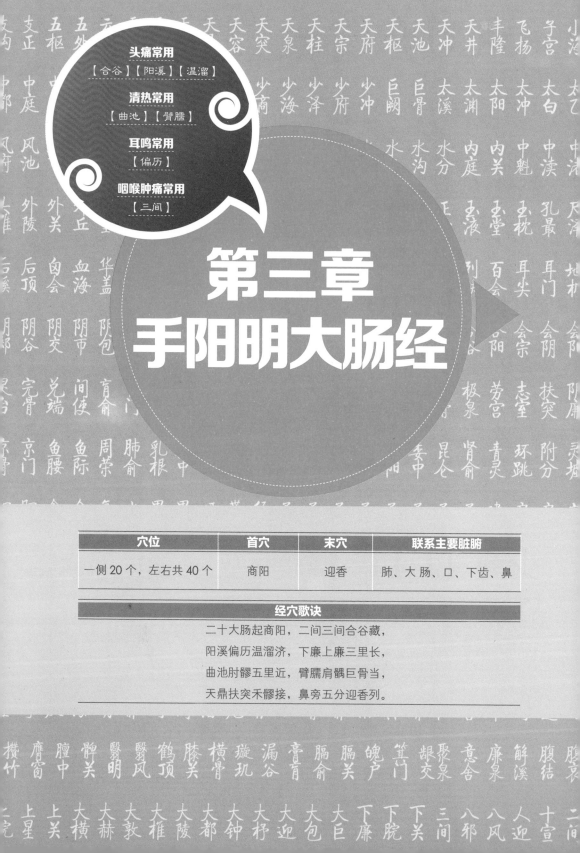

头痛常用
【合谷】【阳溪】【温溜】

清热常用
【曲池】【臂臑】

耳鸣常用
【偏历】

咽喉肿痛常用
【三间】

第三章
手阳明大肠经

穴位	首穴	末穴	联系主要脏腑
一侧20个，左右共40个	商阳	迎香	肺、大肠、口、下齿、鼻

经穴歌诀
二十大肠起商阳，二间三间合谷藏， 阳溪偏历温溜济，下廉上廉三里长， 曲池肘髎五里近，臂臑肩髃巨骨当， 天鼎扶突禾髎接，鼻旁五分迎香列。

手阳明大肠经

起自食指末端(商阳),沿食指内侧向上,通过第 1、2 掌骨之间的合谷,向上进入两筋(翘起拇指出现的两条明显的肌腱)之间的凹陷处,向上沿前臂外侧进入肘外侧(曲池),再沿上臂外侧上行至肩部,向后与督脉在大椎处相交,然后向前进入锁骨上窝,联络肺脏,通过膈肌,属于大肠。

缺盆部支脉

从锁骨上窝走向颈部,通过面颊进入下齿槽,回过来环绕口角,在人中处左右交叉,分布至对侧鼻孔旁(迎香),与足阳明胃经相接。

主治证候

头面、五官、咽喉病、热病及经脉循行部位的其他病症,如口干、鼻塞、齿痛、颈肿、面瘫、腹痛、肠鸣、泄泻、便秘、痢疾等。

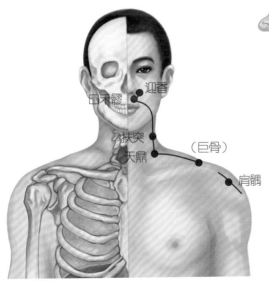

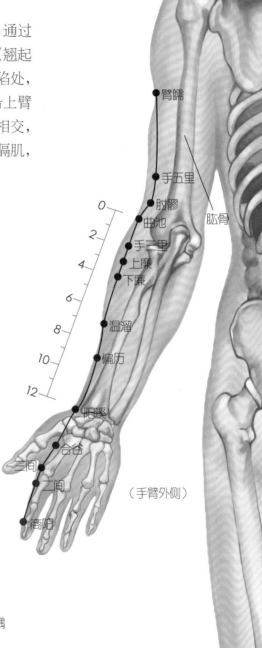

(手臂外侧)

商阳 LI1

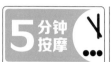

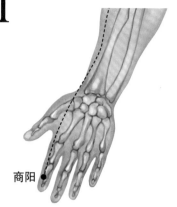

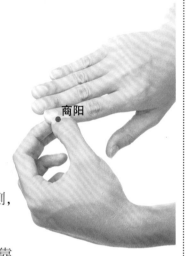

5分钟按摩
掐揉商阳,可缓解中暑、咽喉疼痛。

商阳

商阳

------- 功效 -------

清热解表,利咽醒脑,苏厥开窍。

------- 主治 -------

咽喉肿痛,中风昏迷,热病汗不出。

精准定位: 在手指,食指末节桡侧,指甲根角侧上方 0.1 寸(指寸)。

快速取穴: 食指末节指甲根角,靠拇指侧的位置即是。

二间 LI2

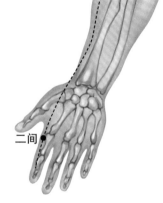

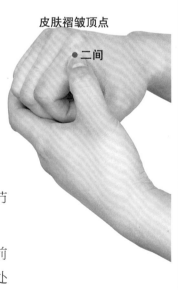

5分钟按摩
按揉二间,能防治咽喉及眼部疾病。

皮肤褶皱顶点

二间

二间

------- 功效 -------

解表,清热利咽,通络止痛。

------- 主治 -------

齿痛,咽喉肿痛,口眼歪斜,目痛,热病。

精准定位: 在手指,第 2 掌指关节桡侧远端赤白肉际处。

快速取穴: 握拳,第 2 掌指关节前缘,靠大拇指侧,触之有凹陷处即是。

三间 LI3

5分钟按摩: 按揉三间,可缓解咽喉及眼部疾病。

—— 功效 ——

泻热止痛,利咽平喘,通经活络。

—— 主治 ——

齿痛,咽喉肿痛,身热胸闷,腹胀肠鸣。

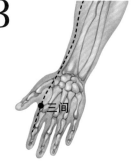

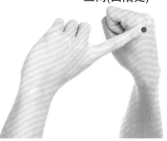

三间(凹陷处)

精准定位: 在手背,第2掌指关节桡侧近端凹陷中。

快速取穴: 微握拳,第2掌指关节后缘,触之有凹陷处即是。

合谷 LI4

5分钟按摩: 掐揉合谷,可缓解急性腹痛、头痛。

—— 功效 ——

疏风解表,通络镇痛,活血行气。

—— 主治 ——

月经不调,脱肛,湿疹,痤疮,面瘫。

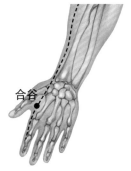

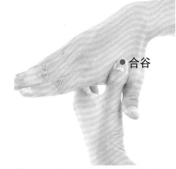

合谷

精准定位: 在手背,第2掌骨桡侧的中点处。

快速取穴: 以一手拇指指间横纹对准另一手拇、食指之间的指蹼,指尖点到处即是。

阳溪 LI5

5分钟按摩: 按揉阳溪,能防治咽部及口腔疾病。

—— 功效 ——

平肝潜阳,清热散风,通利关节。

—— 主治 ——

头痛,耳鸣,齿痛,目赤肿痛,热病心烦。

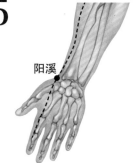

阳溪

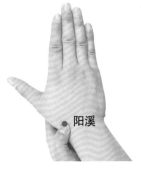

阳溪

精准定位: 在腕区,腕背侧远端横纹桡侧,桡骨茎突远端,即解剖学"鼻烟窝"凹陷中。

快速取穴: 手掌侧放,大拇指伸直向上翘起,腕背桡侧有一凹陷处即是。

偏历 LI6

5分钟按摩

按揉偏历，能防治腹痛、前臂痛等症。

---- 功效 ----

平肝潜阳，清热利尿，通经活络。

---- 主治 ----

耳聋，耳鸣，鼻出血，目赤，喉痛，肠鸣腹痛。

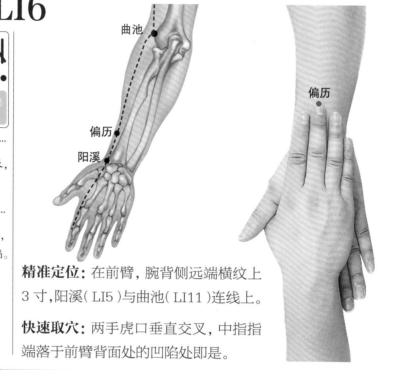

精准定位： 在前臂，腕背侧远端横纹上3寸，阳溪(LI5)与曲池(LI11)连线上。

快速取穴： 两手虎口垂直交叉，中指指端落于前臂背面处的凹陷处即是。

温溜 LI7

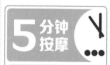

5分钟按摩

按揉温溜，能防治鼻出血、牙痛、腹痛。

---- 功效 ----

平肝潜阳，清热止痛，理气和胃。

---- 主治 ----

寒热头痛，面赤面肿，口舌痛，肩背疼痛，肠鸣腹痛。

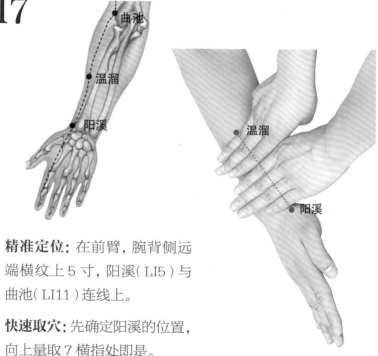

精准定位： 在前臂，腕背侧远端横纹上5寸，阳溪(LI5)与曲池(LI11)连线上。

快速取穴： 先确定阳溪的位置，向上量取7横指处即是。

下廉 LI8

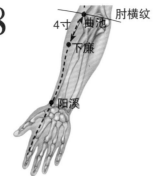
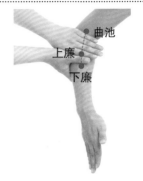

5分钟按摩：按揉下廉，能防治腹痛、腹胀、前臂痛。

——— 功效 ———

平肝潜阳，调理肠胃，通经活络。

——— 主治 ———

眩晕，腹痛，腹胀，手、肘、肩无力。

精准定位： 在前臂，肘横纹下4寸，阳溪（LI5）与曲池（LI11）连线上。

快速取穴： 先找到上廉，向下量1寸即是。

上廉 LI9

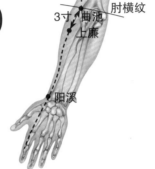
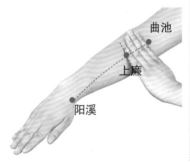

5分钟按摩：按揉或弹拨上廉，可缓解上肢痹痛、腹痛。

——— 功效 ———

祛风止痉，调理肠胃，通经活络。

——— 主治 ———

腹痛，腹胀，吐泻，肠鸣，上肢不遂。

精准定位： 在前臂，肘横纹下3寸，阳溪（LI5）与曲池（LI11）连线上。

快速取穴： 先找到曲池、阳溪，两者连线，曲池向下4横指处即是。

手三里 LI10

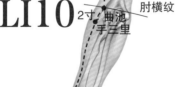
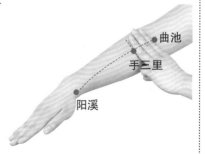

5分钟按摩：按揉或弹拨手三里，可缓解上肢痹痛。

——— 功效 ———

通经活络，清热明目，调理肠胃。

——— 主治 ———

腹泻，半身不遂，肩周炎，齿痛，失声。

精准定位： 在前臂，肘横纹下2寸，阳溪（LI5）与曲池（LI11）连线上。

快速取穴： 先找到曲池、阳溪，两者连线，曲池向下3横指处即是。

曲池 LI11

5分钟按摩

按揉或弹拨曲池，能防治肩、臂、肘疼痛。

功效

清热和营，理气和胃，降逆活络。

主治

外感发热，咳嗽，气喘，腹痛，吐泻，齿痛，湿疹，瘰疬，手臂肿痛，半身不遂，白癜风。

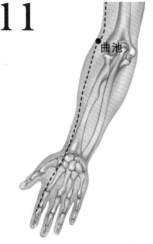

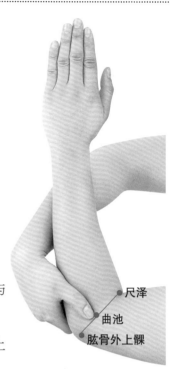

精准定位： 在肘区，尺泽（LU5）与肱骨外上髁连线的中点处。

快速取穴： 先找到尺泽和肱骨外上髁，其连线中点处即是。

肘髎 LI12

5分钟按摩

按揉或弹拨肘髎，能防治肩、臂、肘疼痛麻木。

功效

息风止痉，舒筋活络，消肿散结。

主治

肩臂肘疼痛，上肢麻木、拘挛。

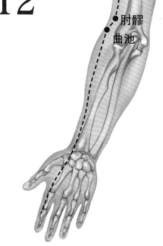

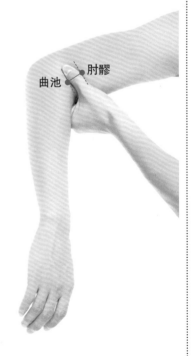

精准定位： 在肘区，肱骨外上髁上缘，髁上嵴的前缘。

快速取穴： 先找到曲池，向上量取1拇指同身寸处即是。

手五里 LI13

········功效········

息风止痉，理气散结，通经活络。

········主治········

手臂肿痛，上肢不遂，瘰疬。

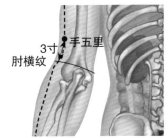

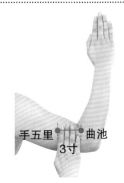

精准定位：在臂部，肘横纹上3寸，曲池（LI11）与肩髃（LI15）连线上。

快速取穴：手臂外侧，曲池上4横指处即是。

臂臑 LI14

········功效········

息风止痉，理气散结，通经活络。

········主治········

手臂肿痛，上肢不遂，瘰疬。

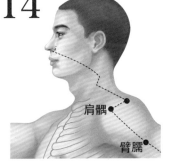

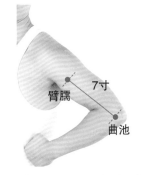

精准定位：在臂部，曲池上7寸，三角肌前缘处。

快速取穴：屈肘，紧握拳，曲池上7寸，在三角肌下端偏内侧取穴。

肩髃 LI15

········功效········

舒筋活络，祛风活血，消肿散结。

········主治········

手臂挛急，肩痛，上肢不遂，肩周炎。

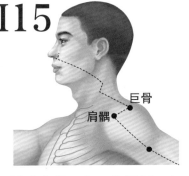

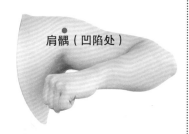

精准定位：在三角肌区，肩峰外侧缘前端与肱骨大结节两骨间凹陷处。

快速取穴：正坐，屈肘抬臂，与肩同高，另一手食指按压肩尖下，肩前呈现凹陷处即是。

巨骨 LI16

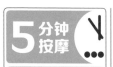

5分钟按摩

用拇指按揉巨骨,能防治肩臂疼痛。

⸺ 功效 ⸺

祛风活血,活络止痛,消肿散结。

⸺ 主治 ⸺

肩背及上臂疼痛,手臂挛急,半身不遂。

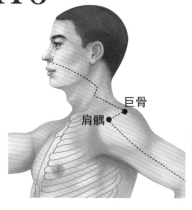

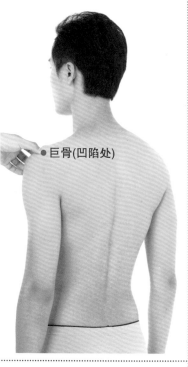

精准定位: 在肩胛区,锁骨肩峰端与肩胛冈之间凹陷中。

快速取穴: 沿着锁骨向外摸至肩峰端,再找背部肩胛冈,两者之间凹陷处即是。

天鼎 LI17

5分钟按摩

用拇指按揉天鼎,能防治肩臂疼痛,颈痛。

⸺ 功效 ⸺

止咳平喘,消肿散结,通经活络。

⸺ 主治 ⸺

咳嗽,气喘,咽喉肿痛,梅核气。

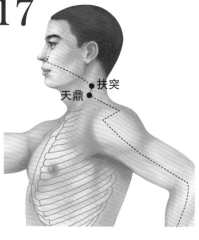

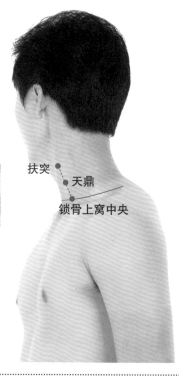

精准定位: 在颈部,横平环状软骨,胸锁乳突肌后缘。

快速取穴: 先找到扶突,再找到锁骨上窝中央,两者连线中点处即是。

扶突 LI18

5分钟按摩：用拇指按揉扶突，能防治落枕、咳嗽。

·········功效·········

理气润肺，清热祛火，通经活络。

·········主治·········

咳嗽，气喘，咽喉肿痛，梅核气，呃逆。

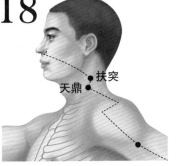
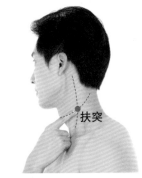

精准定位：在胸锁乳突肌区，横平喉结，胸锁乳突肌前、后缘中间。

快速取穴：头微侧，手指置于平喉结的胸锁乳突肌肌腹中点，按压有酸胀感处即是。

口禾髎 LI19

5分钟按摩：用拇指按揉口禾髎，可缓解鼻部疾患。

·········功效·········

祛风止痉，宣通鼻窍，通经活络。

·········主治·········

鼻塞流涕，鼻出血，口歪。

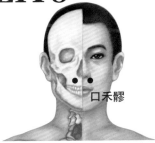
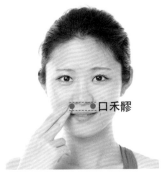

精准定位：在面部，横平人中沟上 1/3 与下 2/3 相交处，鼻孔外缘直下。

快速取穴：鼻孔外缘直下，平鼻唇沟上 1/3 处即是。

迎香 LI20

5分钟按摩：用拇指按揉迎香，可缓解鼻部疾患。

·········功效·········

祛风通络，宣通鼻窍，通便止痛。

·········主治·········

鼻塞流涕，鼻出血，口歪，目赤肿痛。

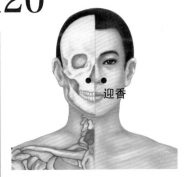
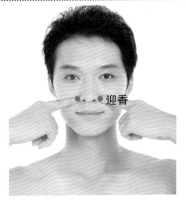

精准定位：在面部，鼻翼外缘中点旁，鼻唇沟中。

快速取穴：于鼻翼外缘中点的鼻唇沟中取穴。

口角歪斜常用
【巨髎】【地仓】【颊车】

咽喉肿痛常用
【人迎】【气舍】

止咳化痰常用
【缺盆】

胃痛常用
【梁门】

第四章
足阳明胃经

穴位	首穴	末穴	联系主要脏腑
一侧45个，左右共90个	承泣	厉兑	鼻、口、喉咙、胃

经穴歌诀

四十五穴足阳明，承泣四白巨髎经，地仓大迎下颊车，下关头维对人迎，
水突气舍连缺盆，气户库房屋翳寻，膺窗乳中下乳根，不容承满与梁门，
关门太乙滑肉门，天枢外陵大巨存，水道归来气冲次，髀关伏兔走阴市，
梁丘犊鼻足三里，上巨虚连条口行，下巨虚下有丰隆，解溪冲阳陷谷同，
内庭厉兑阳明穴，大指次指之端终。

足阳明胃经

起于承泣,在鼻旁与手阳明大肠经衔接,联络的脏腑器官有鼻、目、上齿、口唇、喉咙和乳房,属胃,络脾,在足大趾与足太阴脾经相接。

颈部支脉

大迎前向下走至人迎,沿喉咙进入缺盆部,向下通过膈肌,属于胃,联络脾脏。

胸腹部主干

腹部主干从锁骨上窝向下,经乳头,向下夹脐两旁,进入少腹两侧(气冲)。

腹内支脉

从胃口向下,沿腹里,至腹股沟动脉部与气冲会合,由此下行至髋关节前,到股四头肌隆起处,下向膝盖,沿胫骨外侧下行至足背,进入中趾内侧趾缝,出第二足趾末端(厉兑)。

小腿的支脉

从膝下三寸(足三里)处分出,向下进中趾外侧趾缝,出中趾末端。

足部支脉

从足背部(冲阳)分出,进大趾趾缝间,出大趾末端,接足太阴脾经。

主治证候

胃肠病,头面、目、鼻、口、齿痛,神志病及经脉循行部位的其他病症,如胃胀、腹胀、水肿、咽喉肿痛、鼻出血、胸胁部疼痛等。

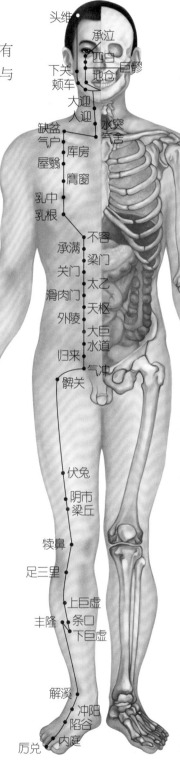

承泣 ST1

5分钟按摩

用食指按揉承泣,能防治眼部疾患。

——— 功效 ———

散风清热,明目止泪,通经活络。

——— 主治 ———

目赤肿痛,视力模糊,夜盲,迎风流泪,口眼歪斜。

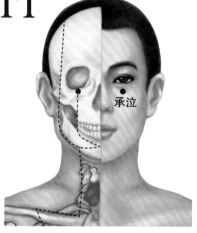
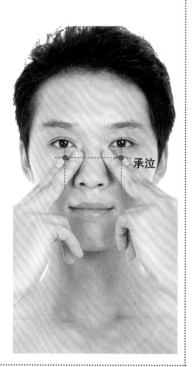

精准定位: 在面部,眼球与眶下缘之间,瞳孔直下。

快速取穴: 食指、中指伸直并拢,中指贴于鼻侧,食指指尖位于下眼眶边缘处即是。

四白 ST2

5分钟按摩

用食指按揉四白,能防治眼部疾患。

——— 功效 ———

清热解毒,祛风明目,通经活络。

——— 主治 ———

目赤痛痒,迎风流泪,眼睑瞤动,口眼歪斜,面瘫。

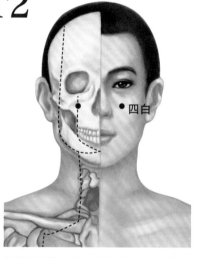
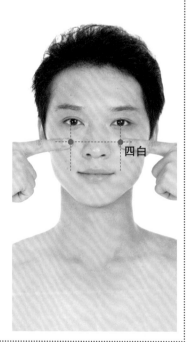

精准定位: 在面部,眶下孔处。

快速取穴: 食指、中指伸直并拢,中指贴于两侧鼻翼,食指指尖所按处有一凹陷处即是。

巨髎 ST3

5分钟按摩：用食指按揉巨髎，能防治鼻部疾患。

—— 功效 ——

清热息风，明目退翳，通经活络。

—— 主治 ——

口眼㖞斜，眼睑䀮动，鼻出血，齿痛，面痛。

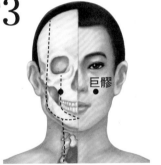
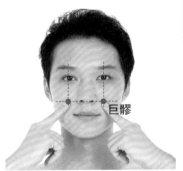

精准定位：在面部，横平鼻翼下缘，瞳孔直下。

快速取穴：直视前方，沿瞳孔垂直线向下，与鼻翼下缘水平线交点凹陷处即是。

地仓 ST4

5分钟按摩：用食指按揉地仓，可缓解面瘫。

—— 功效 ——

祛风止痛，安神利窍，舒筋活络。

—— 主治 ——

口角㖞斜，齿痛，流涎，眼睑䀮动。

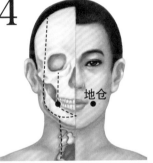
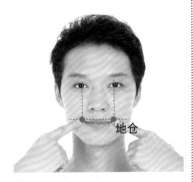

精准定位：在面部，口角旁开0.4寸（指寸）。

快速取穴：轻闭口，举两手，用食指指甲垂直下压唇角外侧两旁即是。

大迎 ST5

5分钟按摩：用食指按揉大迎，能防治鼻部疾患。

—— 功效 ——

祛风通络，安神利窍，消肿止痛。

—— 主治 ——

口角㖞斜，失声。

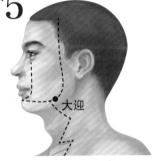
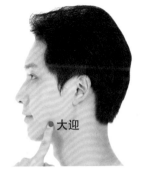

精准定位：在面部，下颌角前方，咬肌附着部的前缘凹陷中，面动脉搏动处。

快速取穴：正坐，闭口咬牙，咬肌前下方有一凹陷，按之有搏动感处即是。

颊车 ST6

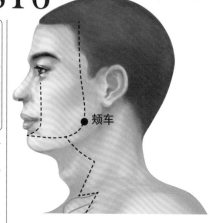
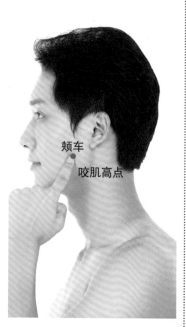

5分钟按摩

用食指按揉颊车,可缓解面瘫、牙关紧闭、牙痛。

功效

祛风清热,安神利窍,开关通络。

主治

口眼歪斜,牙痛,齿痛,面肌痉挛。

颊车

颊车

咬肌高点

精准定位: 在面部,下颌角前上方1横指(中指)。

快速取穴: 上下牙关咬紧时,隆起的咬肌高点,按之凹陷处即是。

下关 ST7

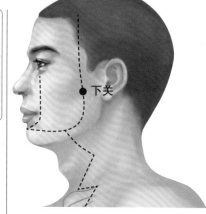
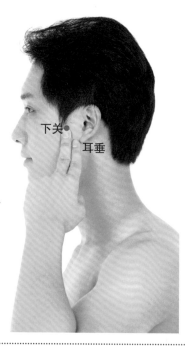

5分钟按摩

用食指按揉下关,可缓解牙痛、下颌关节功能紊乱、耳鸣。

功效

消肿止痛,安神利窍,聪耳通络。

主治

牙痛,下颌疼痛,耳鸣,口眼歪斜,面痛,面瘫。

下关

下关

耳垂

精准定位: 在面部,颧弓下缘中央与下颌切迹之间凹陷中。

快速取穴: 闭口,食指、中指并拢,食指贴于耳垂旁,中指指腹处即是。

头维 ST8

5分钟按摩:用食指按揉头维,能防治头痛。

·········· 功效 ··········

清头明目,安神利窍,
止痛镇痉。

·········· 主治 ··········

偏、正头痛,迎风流泪,
目眩,视物不明。

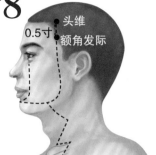

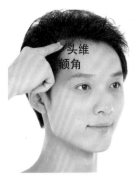

精准定位: 在头部,额角发际直上 0.5 寸,头正中线旁开 4.5 寸。

快速取穴: 在额头上,距额角 1 横指处即是。

人迎 ST9

5分钟按摩:用食指按揉人迎,可防治咽喉肿痛。

·········· 功效 ··········

利咽散结,理气降逆,
通经活络。

·········· 主治 ··········

胸满气逆,咽喉肿痛,
食欲不振。

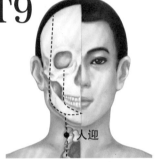

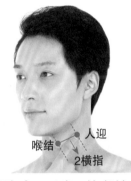

精准定位: 在颈部,横平喉结,胸锁乳突肌前缘,颈总动脉搏动处。

快速取穴: 正坐,从喉结往外侧量 2 横指,可感胸锁乳突肌前缘动脉搏动处即是。

水突 ST10

5分钟按摩:按揉水突,能够防治肺部及咽喉疾病。

·········· 功效 ··········

清热利咽,降逆平喘,
通经活络。

·········· 主治 ··········

呼吸喘鸣,咽喉肿痛,
咳逆上气,呃逆。

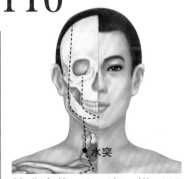

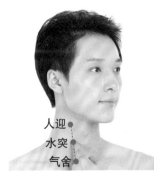

精准定位: 在颈部,横平环状软骨,胸锁乳突肌前缘。

快速取穴: 找到人迎、气舍,两者连线中点即是。

气舍 ST11

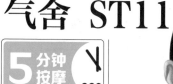

5分钟按摩

用食指按揉气舍，能够防治肺部疾病。

·········功效·········

利咽平喘，消肿止痛，软坚散结。

·········主治·········

呼吸喘鸣，咽喉肿痛，呃逆，颈项强痛。

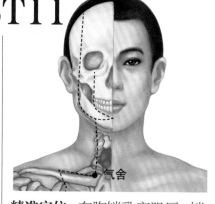

气舍

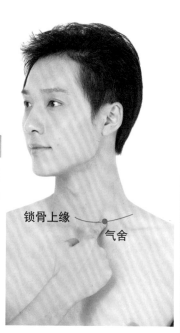

锁骨上缘 气舍

精准定位：在胸锁乳突肌区，锁骨上小窝，锁骨胸骨端上缘，胸锁乳突肌胸骨头与锁骨头中间凹陷中。

快速取穴：头转向对侧，锁骨内侧端上缘两筋之间的凹陷处即是。

缺盆 ST12

5分钟按摩

用食指按揉缺盆，能够防治肺部疾病。

·········功效·········

宽胸利膈，止咳平喘，消肿止痛。

·········主治·········

咳嗽，气管炎，胸胁痛，咽喉肿痛，慢性咽炎。

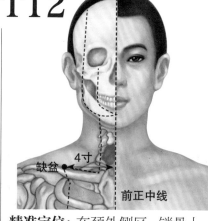

缺盆 4寸

前正中线

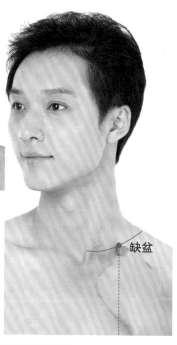

缺盆

精准定位：在颈外侧区，锁骨上大窝，锁骨上缘凹陷中，前正中线旁开4寸。

快速取穴：正坐，乳中线直上锁骨上方有一凹陷，凹陷中点按压有酸胀感处即是。

气户 ST13

5分钟按摩:按揉气户,能够防治胸肺部疾病。

········· 功效 ·········

理气宽胸,止咳平喘,通经活络。

········· 主治 ·········

咳逆上气,呼吸喘鸣,咽喉肿痛,呃逆。

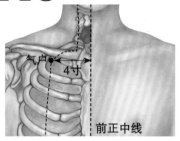

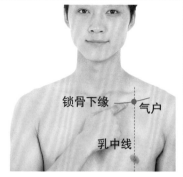

精准定位: 在胸部,锁骨下缘,前正中线旁开4寸。

快速取穴: 正坐或仰卧,乳中线与锁骨下缘相交的凹陷中,按压有酸胀感处即是。

库房 ST14

5分钟按摩:按揉库房,能够防治胸肺部疾病。

········· 功效 ·········

理气宽胸,清热化痰,通经活络。

········· 主治 ·········

呼吸喘鸣,胸胁胀痛,咳嗽喘息。

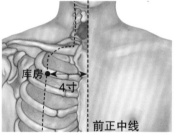

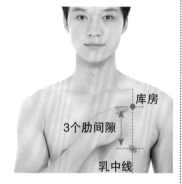

精准定位: 在胸部,第1肋间隙,前正中线旁开4寸。

快速取穴: 正坐或仰卧,从乳头沿垂直线向上推3个肋间隙,按压有酸胀感处即是。

屋翳 ST15

5分钟按摩:按揉屋翳,能够防治胸肺部疾病。

········· 功效 ·········

止咳化痰,消痈止痒,通经活络。

········· 主治 ·········

胸满气逆,胸胁胀痛,咳嗽喘息。

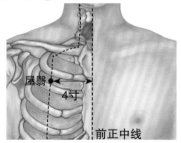

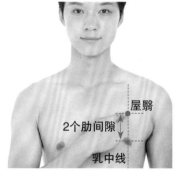

精准定位: 在胸部,第2肋间隙,前正中线旁开4寸。

快速取穴: 正坐或仰卧,从乳头沿垂直线向上推2个肋间隙,按压有酸胀感处即是。

膺窗 ST16

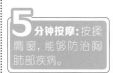

5分钟按摩: 按揉膺窗,能够防治胸肺部疾病。

—— 功效 ——

止咳宁喘,消肿清热,通经活络。

—— 主治 ——

胸满气逆,呼吸喘鸣,乳痛。

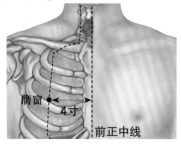

精准定位: 在胸部,第3肋间隙,前正中线旁开4寸。

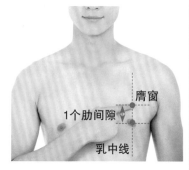

快速取穴: 正坐或仰卧,从乳头沿垂直线向上推1个肋间隙,按压有酸胀感处即是。

乳中 ST17

5分钟按摩: 此穴主要用来定位,不用于穴位治疗。

—— 功效 ——

无

—— 主治 ——

无

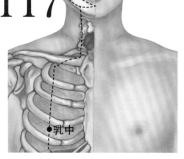

精准定位: 在胸部,乳头中央。

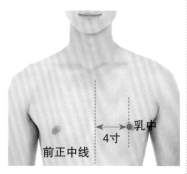

快速取穴: 在胸部,第4肋间隙,乳头中央,距前正中线4寸即是。

乳根 ST18

5分钟按摩: 从乳根向乳中推揉,可缓解产后少乳。

—— 功效 ——

通乳化瘀,宣肺利气,止咳平喘。

—— 主治 ——

胸闷,咳喘,乳汁不足,乳房肿痛,噎膈。

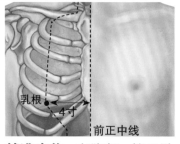

精准定位: 在胸部,第5肋间隙,前正中线旁开4寸。

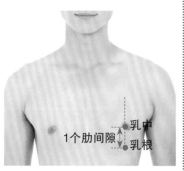

快速取穴: 正坐或仰卧,从乳头直向下推1个肋间隙,按压有酸胀感处即是。

不容 ST19

5分钟按摩：按揉不容，可缓解呕吐、腹胀。

—— 功效 ——

调中和胃，理气止痛，通经活络。

—— 主治 ——

腹胀，胃脘部疼痛，口干，食欲不振。

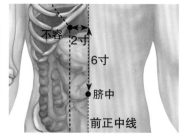

精准定位：在上腹部，脐中上6寸，前正中线旁开2寸。

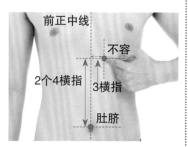

快速取穴：仰卧，从肚脐向上两个4横指，再水平旁开3横指，按压有酸胀感处。

承满 ST20

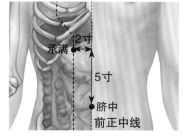

5分钟按摩：按揉承满，可缓解呕吐、腹胀、消化不良。

—— 功效 ——

理气和胃，降逆止呕，通经活络。

—— 主治 ——

胃痛，呕吐，肠鸣，胃、十二指肠溃疡等。

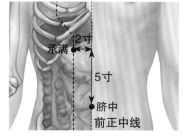

精准定位：在上腹部，脐中上5寸，前正中线旁开2寸。

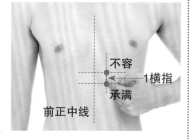

快速取穴：仰卧，先找到不容，垂直向下量1横指，按压有酸胀感处即是。

梁门 ST21

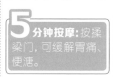

5分钟按摩：按揉梁门，可缓解胃痛、便溏。

—— 功效 ——

和胃理气，健脾调中，通经活络。

—— 主治 ——

腹胀，肠鸣，食欲不振，便溏，呕血等。

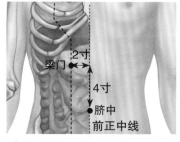

精准定位：在上腹部，脐中上4寸，前正中线旁开2寸。

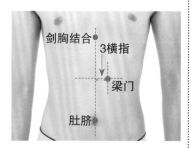

快速取穴：仰卧，取肚脐与剑胸结合连线的中点，再水平旁开3横指处即是。

关门 ST22

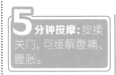

5分钟按摩: 按揉关门,可缓解腹痛、腹胀。

---------- 功效 ----------

调理肠胃,利水消肿,通经活络。

---------- 主治 ----------

腹胀,腹痛,肠鸣,食欲不振,便秘。

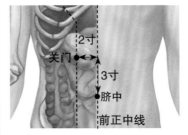

精准定位: 在上腹部,脐中上3寸,前正中线旁开2寸。

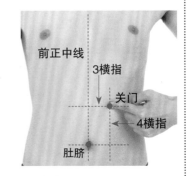

快速取穴: 仰卧,从肚脐沿前正中线向上4横指,再水平旁开3横指处即是。

太乙 ST23

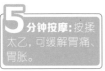

5分钟按摩: 按揉太乙,可缓解胃痛、胃胀。

---------- 功效 ----------

涤痰开窍,镇惊安神,通经活络。

---------- 主治 ----------

胃痛,呕吐,腹胀,肠鸣,急性胃肠炎。

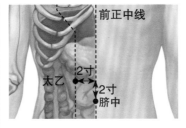

精准定位: 在上腹部,脐中上2寸,前正中线旁开2寸。

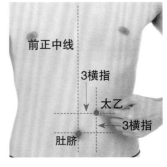

快速取穴: 仰卧,从肚脐沿前正中线向上量3横指,再水平旁开3横指处即是。

滑肉门 ST24

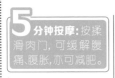

5分钟按摩: 按揉滑肉门,可缓解腹痛、腹胀,亦可减肥。

---------- 功效 ----------

平肝潜阳,镇惊安神,清心开窍。

---------- 主治 ----------

腹胀,肠鸣,食欲不振,月经不调。

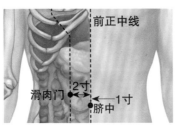

精准定位: 在上腹部,脐中上1寸,前正中线旁开2寸。

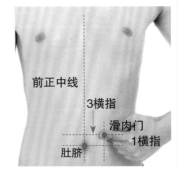

快速取穴: 仰卧,从肚脐沿前正中线向上1横指,再水平旁开3横指处即是。

天枢 ST25

········功效········

调中和胃,理气健脾,通经活络。

········主治········

口腔溃疡,月经不调,呕吐纳呆,腹胀,肠鸣。

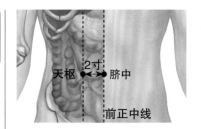

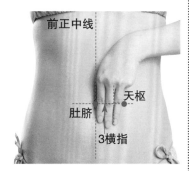

精准定位: 在腹部,横平脐中,前正中线旁开2寸。

快速取穴: 仰卧,肚脐旁开3横指,按压有酸胀感处即是。

外陵 ST26

········功效········

和胃化湿,理气止痛,通经活络。

········主治········

胃脘痛,腹痛,腹胀,疝气,痛经等。

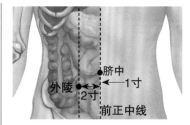

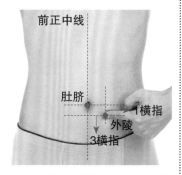

精准定位: 在下腹部,脐中下1寸,前正中线旁开2寸。

快速取穴: 仰卧,从肚脐沿前正中线向下量1横指,再水平旁开3横指处即是。

大巨 ST27

········功效········

调肠胃,宁心安神,固肾气,行气利尿。

········主治········

便秘,腹痛,早泄,阳痿,小便不利。

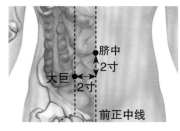

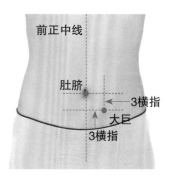

精准定位: 在下腹部,脐中下2寸,前正中线旁开2寸。

快速取穴: 仰卧,从肚脐沿前正中线向下量3横指,再水平旁开3横指处即是。

水道 ST28

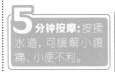

5分钟按摩：按揉水道，可缓解小腹痛、小便不利。

—— 功效 ——
利水消肿，调经止痛，通经活络。

—— 主治 ——
便秘，腹痛，痛经，肾炎。

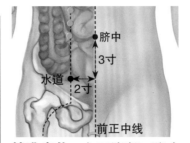

精准定位：在下腹部，脐中下3寸，前正中线旁开2寸。

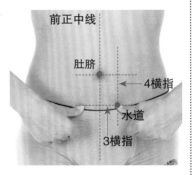

快速取穴：仰卧，从肚脐沿前正中线向下量4横指，再水平旁开3横指处即是。

归来 ST29

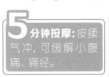

5分钟按摩：按揉归来，可缓解小腹痛、痛经。

—— 功效 ——
活血化瘀，调经止痛，通经活络。

—— 主治 ——
腹痛，阴睾上缩入腹，疝气，痛经。

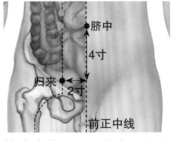

精准定位：在下腹部，脐中下4寸，前正中线旁开2寸。

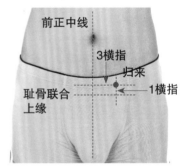

快速取穴：仰卧，从耻骨联合上缘沿前正中线向上量1横指，再水平旁开3横指处即是。

气冲 ST30

5分钟按摩：按揉气冲，可缓解小腹痛、痛经。

—— 功效 ——
调经血，舒宗筋，理气止痛。

—— 主治 ——
阳痿，疝气，腹痛，月经不调。

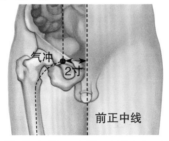

精准定位：在腹股沟区，耻骨联合上缘，前正中线旁开2寸，动脉搏动处。

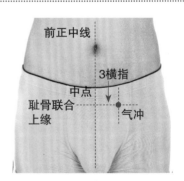

快速取穴：仰卧，从耻骨联合上缘中点水平旁开3横指处即是。

髀关 ST31

········· 功效 ·········

强腰膝, 解痉止痛, 通经活络。

········· 主治 ·········

腰膝疼痛, 下肢酸软麻木, 膝寒, 股内筋急。

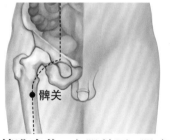

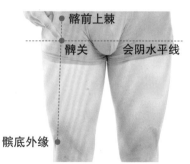

精准定位: 在股前区, 股直肌近端、缝匠肌与阔筋膜张肌3条肌肉之间凹陷中。

快速取穴: 大腿前髂前上棘与髌底外缘连线和会阴水平线交点处即是。

伏兔 ST32

········· 功效 ·········

缓痉止痛, 散寒化湿, 疏经通络。

········· 主治 ·········

腰膝疼痛, 下肢酸软麻木, 腹胀, 脚气。

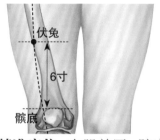

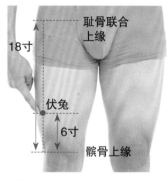

精准定位: 在股前区, 髌底上6寸, 髂前上棘与髌底外侧端的连线上。

快速取穴: 耻骨联合上缘与髌骨外缘连线上, 髌骨上缘上6寸即是。

阴市 ST33

········· 功效 ·········

温经散寒, 理气止痛, 通经活络。

········· 主治 ·········

腿膝冷痛、麻痹, 下肢不遂, 脚气, 消渴。

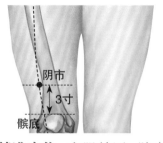

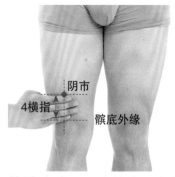

精准定位: 在股前区, 髌底上3寸, 股直肌肌腱外侧缘。

快速取穴: 下肢伸直, 髌底外缘直上量4横指, 按压有痛感处即是。

梁丘 ST34

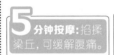

5 **分钟按摩:** 掐揉梁丘,可缓解腹痛。

———— 功效 ————

缓痉止痛,理气和胃,通经活络。

———— 主治 ————

胃脘疼痛,肠鸣,泄泻,膝关节痛,乳肿痛。

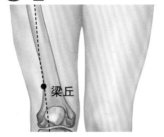

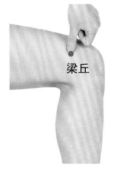

精准定位: 在股前区,髌底上2寸,股外侧肌与股直肌肌腱之间。

快速取穴: 坐位,下肢用力蹬直,髌骨上外缘上方凹陷正中处即是。

犊鼻 ST35

5 **分钟按摩:** 掐揉犊鼻,可缓解膝关节痛。

———— 功效 ————

息风止痉,通经活络,消肿止痛。

———— 主治 ————

膝部痛,膝腿腰痛,冷痹不仁,脚气。

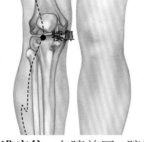

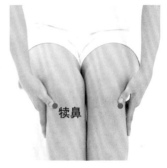

精准定位: 在膝前区,髌韧带外侧凹陷中。

快速取穴: 坐位,下肢用力蹬直,膝盖外下方凹陷处即是。

足三里 ST36

5 **分钟按摩:** 按揉足三里,可用于日常保健。

———— 功效 ————

健脾和胃,扶正培元,升降气机。

———— 主治 ————

急性胃肠炎,贫血,湿疹,闭经,小儿咳嗽。

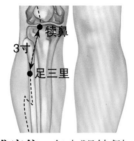

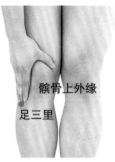

精准定位: 在小腿外侧,犊鼻(ST35)下3寸,犊鼻与解溪(ST41)连线上。

快速取穴: 站位弯腰,同侧手虎口围住髌骨上外缘,余四指向下,中指指尖处即是。

上巨虚 ST37

—— 功效 ——

行气止痛,调和肠胃,
通经活络。

—— 主治 ——

便秘,腹胀,肠鸣,
食欲不振,高血压。

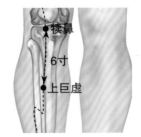

精准定位: 在小腿外侧,犊鼻(ST35)下6寸,犊鼻与解溪(ST41)连线上。

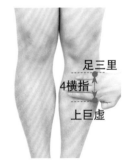

快速取穴: 先找到足三里,向下量4横指,凹陷处即是。

条口 ST38

—— 功效 ——

温经通阳,舒筋活络,
理气和中。

—— 主治 ——

肩背痛,小腿肿痛,
胃肠疾患,足底发热。

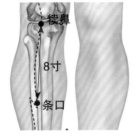

精准定位: 在小腿外侧,犊鼻(ST35)下8寸,犊鼻与解溪(ST41)连线上。

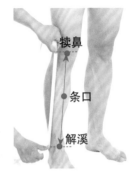

快速取穴: 于犊鼻与解溪连线的中点取穴。

下巨虚 ST39

—— 功效 ——

调肠胃,通经络,
安神志。

—— 主治 ——

小腹疼痛,胃脘痛,
胰腺炎,下肢浮肿。

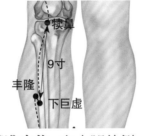

精准定位: 在小腿外侧,犊鼻(ST35)下9寸,犊鼻与解溪(ST41)连线上。

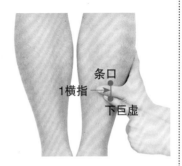

快速取穴: 先找到条口,向下量1横指,凹陷处即是。

丰隆 ST40

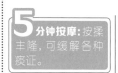

5分钟按摩：按揉丰隆，可缓解各种痰证。

——— 功效 ———

健脾化痰，和胃降逆。

——— 主治 ———

痰涎，咳嗽，痰多，胃痛，大便难，癫狂，善笑，痫证。

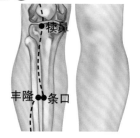

精准定位：在小腿外侧，外踝尖上8寸，胫骨前肌的外缘。

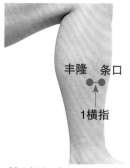

快速取穴：先找到条口，向后量1横指，按压有沉重感处即是。

解溪 ST41

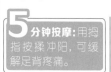

5分钟按摩：用拇指按揉解溪，可缓解足背疼痛。

——— 功效 ———

舒筋活络，清热化痰，镇惊安神。

——— 主治 ———

面部浮肿，踝关节及其周围软组织疾患。

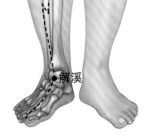

精准定位：在踝区，踝关节前面中央凹陷中，拇长伸肌腱与趾长伸肌腱之间。

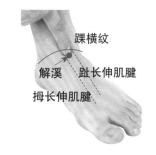

快速取穴：足背与小腿交界处的横纹中央凹陷处，足背两条肌腱之间即是。

冲阳 ST42

5分钟按摩：用拇指按揉冲阳，可缓解足背疼痛。

——— 功效 ———

和胃化痰，消肿止痛，通络宁神。

——— 主治 ———

口眼歪斜，牙痛，足跗部肿痛。

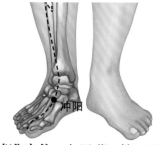

精准定位：在足背，第2跖骨基底部与中间楔状骨关节处，可触及足背动脉。

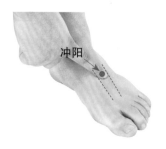

快速取穴：足背最高处，两条肌腱之间，按之有动脉搏动感处即是。

陷谷 ST43

5分钟按摩: 用拇指按揉陷谷,可缓解足背疼痛。

—— 功效 ——

清热解表,和胃行水,理气止痛。

—— 主治 ——

面部浮肿,肠鸣,腹痛,足背肿痛。

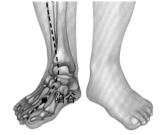

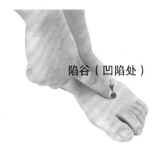

陷谷(凹陷处)

精准定位: 在足背,第2、3跖骨间,第2跖趾关节近端凹陷中。

快速取穴: 足背第2、3跖骨结合部前方凹陷处,按压有酸胀感处即是。

内庭 ST44

5分钟按摩: 用拇指按揉内庭,可缓解牙痛、腹痛。

—— 功效 ——

清热泻火,理气和血,消肿止痛。

—— 主治 ——

齿痛,头面痛,鼻出血,失眠多梦,足背肿痛。

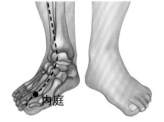

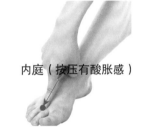

内庭(按压有酸胀感)

精准定位: 在足背,第2、3趾间,趾蹼缘后方赤白肉际处。

快速取穴: 足背第2、3趾之间,皮肤颜色深浅交界处即是。

厉兑 ST45

5分钟按摩: 用拇指指尖掐揉厉兑,可缓解癫狂、梦魇。

—— 功效 ——

清热和胃,苏厥醒神,通经活络。

—— 主治 ——

胃脘痛,水肿,黄疸,牙痛,足背肿痛。

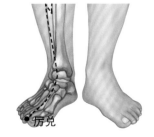

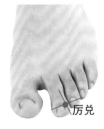

厉兑

精准定位: 在足趾,第2趾末节外侧,趾甲根角侧后方0.1寸(指寸)。

快速取穴: 足背第2趾趾甲外侧缘与趾甲下缘各作一切线,交点处即是。

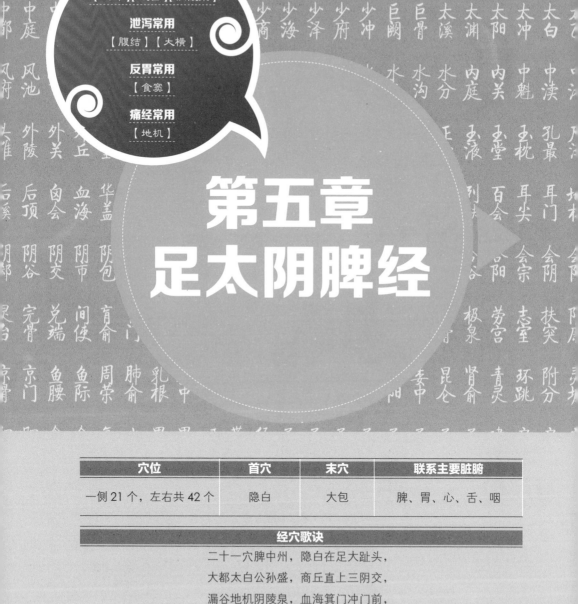

腹胀常用
【大都】【太白】【阴陵泉】

泄泻常用
【腹结】【大横】

反胃常用
【食窦】

痛经常用
【地机】

第五章
足太阴脾经

穴位	首穴	末穴	联系主要脏腑
一侧21个，左右共42个	隐白	大包	脾、胃、心、舌、咽

经穴歌诀
二十一穴脾中州，隐白在足大趾头，
大都太白公孙盛，商丘直上三阴交，
漏谷地机阴陵泉，血海箕门冲门前，
府舍腹结大横上，腹哀食窦天溪候，
胸乡周荣大包上，从足经腹向胸走。

足太阴脾经

从足大趾末端开始，沿大趾内侧赤白肉际（脚背与脚掌的分界线），经过大趾本节后第一跖趾关节后面，上行至内踝的前面，交出足厥阴经的前面，经膝股部内侧前缘，进入腹部，属于脾脏，联络胃。通过横膈上行，夹咽部两旁，连于舌根，分散于舌下。

支脉

从胃部分出，上过膈肌，流注于心中，与手少阴心经相接。

主治证候

胃病、妇科病、前阴病及经脉循行部位的其他病症，如腹胀、便溏、下痢、胃脘痛、嗳气、身重无力、舌根强痛、下肢内侧肿胀等。

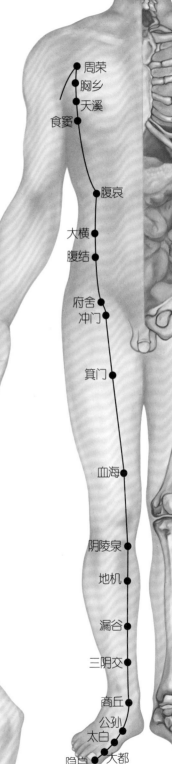

周荣
胸乡
天溪
食窦
腹哀
大横
腹结
府舍
冲门
箕门
血海
阴陵泉
地机
漏谷
三阴交
商丘
公孙
太白
隐白 大都

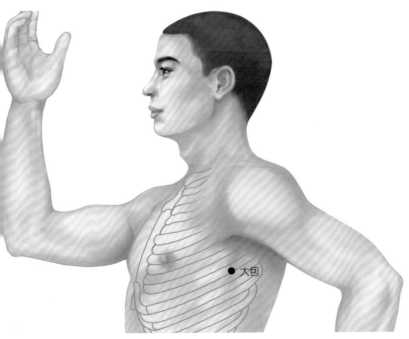

大包

隐白 SP1

用拇指指尖用力掐揉隐白，可缓解癫狂、梦魇。

功效

行气止痛，调经统血，健脾回阳。

主治

月经过多，崩漏，腹胀，小儿惊风。

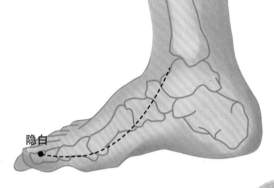

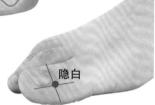

精准定位： 在足趾，大趾末节内侧，趾甲根角侧后方 0.1 寸（指寸）。

快速取穴： 足大趾趾甲内侧缘与下缘各作一切线，交点处即是。

大都 SP2

用拇指指尖用力掐揉大都，可缓解腹痛、腹胀。

功效

理气和胃，泻热止痛，健脾和中，宁心安神。

主治

热病汗不出，腹胀，腹痛，呕吐，目眩，胃疼，小儿惊风。

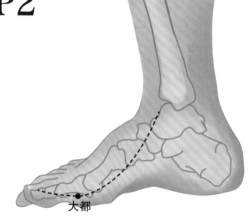

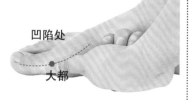

凹陷处

精准定位： 在足趾，第 1 跖趾关节远端赤白肉际凹陷中。

快速取穴： 足大趾与足掌所构成的关节，前下方掌背交界线凹陷处即是。

太白 SP3

···功效···

健脾和胃，行气止痛，清热化湿。

···主治···

脾胃虚弱，胃痛，腹痛，腰痛，肠鸣，泄泻。

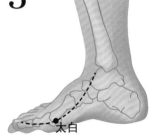

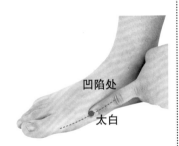

精准定位：在跖区，第1跖趾关节近端赤白肉际凹陷中。

快速取穴：足大趾与足掌所构成的关节，后下方掌背交界线凹陷处即是。

公孙 SP4

···功效···

理气和胃，涩肠止泻，宁心安神。

···主治···

呕吐，腹痛，胃脘痛，肠鸣，泄泻，痢疾。

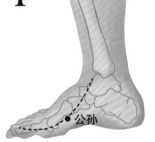

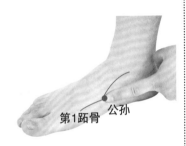

精准定位：在跖区，第1跖骨底的前下缘赤白肉际处。

快速取穴：足大趾与足掌所构成的关节内侧，弓形骨后端下缘凹陷处即是。

商丘 SP5

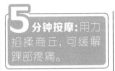

···功效···

健脾化湿，通调肠胃，利胆退黄。

···主治···

腹胀，肠鸣，痔疮，两足无力，足踝痛。

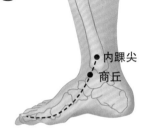

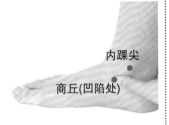

精准定位：在踝区，内踝前下方，舟骨粗隆与内踝尖连线中点的凹陷中。

快速取穴：足内踝前下方凹陷处即是。

三阴交 SP6

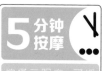

5分钟按摩

按揉三阴交，可缓解腹痛、月经不调。

---功效---

健脾和胃，补益肝肾，调经止带，涩精止遗。

---主治---

阳痿，下肢神经痛或瘫痪，糖尿病，更年期综合征，脾胃虚弱，贫血，闭经，白带过多，盆腔炎。

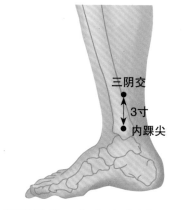

三阴交
3寸
内踝尖

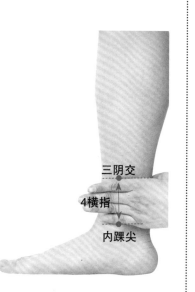

三阴交
4横指
内踝尖

精准定位： 在小腿内侧，内踝尖上3寸，胫骨内侧缘后际。

快速取穴： 正坐或仰卧，胫骨内侧面后缘，内踝尖向上4横指。

漏谷 SP7

5分钟按摩

按揉漏谷，可缓解腹痛、腹胀。

---功效---

行气止痛，利尿除湿，通经活络。

---主治---

肠鸣，腹胀，腹痛，水肿，腰膝麻痹，小便不利，足踝肿痛，脚气。

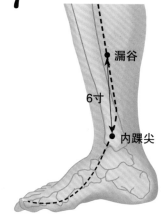

漏谷
6寸
内踝尖

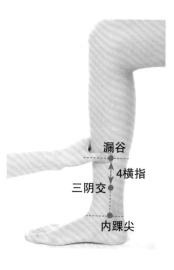

漏谷
4横指
三阴交
内踝尖

精准定位： 在小腿内侧，内踝尖上6寸，胫骨内侧缘后际。

快速取穴： 正坐或仰卧，三阴交直上4横指，胫骨内侧面后缘。

地机 SP8

5分钟按摩: 按揉地机,可缓解腹痛、泄泻。

······ 功效 ······

健脾除湿,调经止遗,通经活络。

······ 主治 ······

腹痛,腹泻,小便不利,月经不调,遗精。

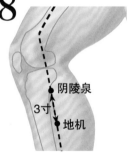

精准定位: 在小腿内侧,阴陵泉(SP9)下3寸,胫骨内侧缘后际。

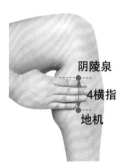

快速取穴: 先找到阴陵泉,直下量4横指处即是。

阴陵泉 SP9

5分钟按摩: 按揉阴陵泉,可缓解各种脾胃病。

······ 功效 ······

清利湿热,健脾理气,益肾调经。

······ 主治 ······

水肿,小便不利或失禁,遗尿,类中风。

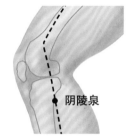

精准定位: 在小腿内侧,胫骨内侧髁下缘与胫骨内侧缘之间的凹陷中。

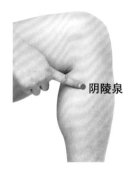

快速取穴: 食指沿小腿内侧骨内缘向上推,抵膝关节下,胫骨向内上弯曲凹陷处即是。

血海 SP10

5分钟按摩: 按揉血海,可缓解痛经、崩漏。

······ 功效 ······

调经统血,健脾化湿,通利小便。

······ 主治 ······

痛经,崩漏,膝关节痛,荨麻疹,皮肤瘙痒。

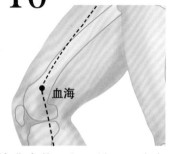

精准定位: 在股前区,髌底内侧端上2寸,股内侧肌隆起处。

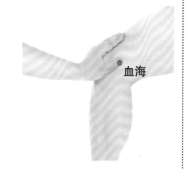

快速取穴: 屈膝90°,手掌伏于膝盖骨上,大拇指与四指成45°,大拇指指尖处即是。

箕门 SP11

5分钟按摩

按揉箕门,可缓解腹股沟痛。

---功效---

健脾渗湿,通利下焦,消肿止痛。

---主治---

两股生疮,阴囊湿痒,小便不通,遗尿。

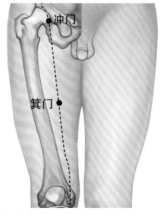

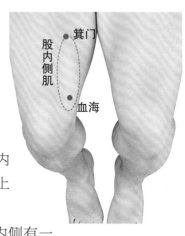

精准定位: 在股前区,髌骨内侧端与冲门(SP12)的连线上1/3与下2/3的交点处。

快速取穴: 坐位绷腿,大腿内侧有一鱼状肌肉隆起,鱼尾凹陷处即是。

冲门 SP12

5分钟按摩

用拇指按压冲门片刻,重复5~10次,可缓解下肢寒痛、麻木。

---功效---

行气调经,健脾利湿,理气解痉。

---主治---

腹痛,腹胀,小便不利,疝气,带下,妊娠浮肿。

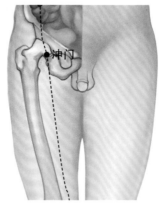

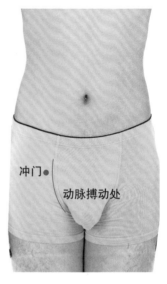

精准定位: 在腹股沟区,腹股沟斜纹中,髂外动脉搏动处的外侧。

快速取穴: 腹股沟外侧可摸到动脉搏动,搏动外侧按压有酸胀感处即是。

府舍 SP13

5分钟按摩:用拇指按揉府舍,可缓解腹股沟痛。

······功效······

行气止痛,消肿散结,通经活络。

······主治······

腹痛,腹中肿块,吐泻,疝气,腹满积聚。

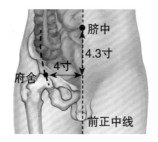

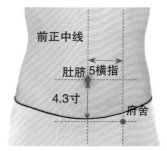

精准定位: 在下腹部,脐中下4.3寸,前正中线旁开4寸。

快速取穴: 肚脐沿前正中线向下4.3寸,再水平旁开5横指处即是。

腹结 SP14

5分钟按摩:用拇指按揉腹结,可缓解绕脐腹痛。

······功效······

行气,和胃止痛,通经活络。

······主治······

绕脐腹痛,泄泻,胁肋痛,咳逆。

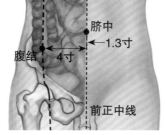

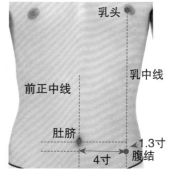

精准定位: 在下腹部,脐中下1.3寸,前正中线旁开4寸。

快速取穴: 在肚脐中央下1.3寸,乳头直下处即是。

大横 SP15

5分钟按摩:用拇指按揉大横,可缓解多种肠胃不适。

······功效······

行气,和胃止痛,通经活络。

······主治······

腹胀,腹寒痛,痢疾,泄泻,便秘。

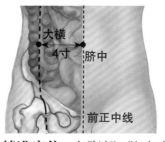

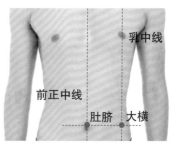

精准定位: 在腹部,脐中旁开4寸。

快速取穴: 由乳头向下作正中线的平行线,再由脐中央作一水平线,交点处即是。

腹哀 SP16

5分钟按摩: 用拇指按揉腹哀,可缓解消化不良。

—— 功效 ——

健脾和胃,理气调肠,通经活络。

—— 主治 ——

腹痛,消化不良,便秘,痢疾,便脓血。

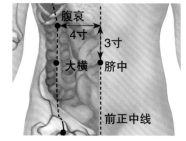

精准定位: 在上腹部,脐中上3寸,前正中线旁开4寸。

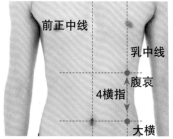

快速取穴: 仰卧,先找到大横,再沿乳中线向上4横指处即是。

食窦 SP17

5分钟按摩: 用食指按揉食窦,可缓解胸胁胀痛。

—— 功效 ——

行气止痛,宣肺平喘,健脾和中。

—— 主治 ——

食积,反胃,胸胁胀痛,胸引背痛不得卧。

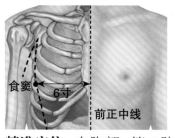

精准定位: 在胸部,第5肋间隙,前正中线旁开6寸。

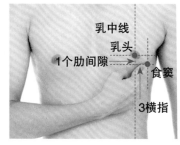

快速取穴: 仰卧,乳头旁开3横指,再向下1个肋间隙处即是。

天溪 SP18

5分钟按摩: 用食指按揉天溪,可缓解胸胁胀痛。

—— 功效 ——

宽胸理气,止咳通乳,消肿止痛。

—— 主治 ——

胸部疼痛,咳嗽,胸胁胀痛,乳房肿痛。

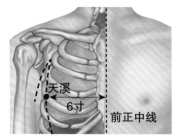

精准定位: 在胸部,第4肋间隙,前正中线旁开6寸。

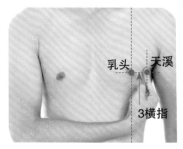

快速取穴: 仰卧,乳头旁开3横指,乳头所在肋间隙处即是。

胸乡 SP19

5分钟按摩: 按揉胸乡,可缓解胸胁胀痛。

—— 功效 ——

宣肺止咳,理气止痛,通经活络。

—— 主治 ——

胸膜炎,咳嗽,胸胁胀痛,肋间神经痛。

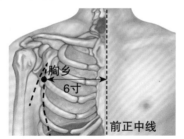

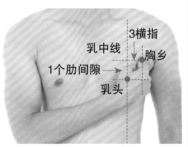

精准定位: 在胸部,第3肋间隙,前正中线旁开6寸。

快速取穴: 仰卧,乳头旁开3横指,再向上1个肋间隙处即是。

周荣 SP20

5分钟按摩: 按揉周荣,可缓解胸胁胀痛。

—— 功效 ——

宣肺止咳,理气止痛,通经活络。

—— 主治 ——

胸胁胀满,胁肋痛,咳嗽,食欲不振。

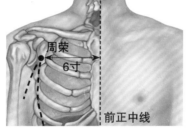

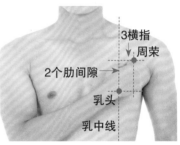

精准定位: 在胸部,第2肋间隙,前正中线旁开6寸。

快速取穴: 仰卧,乳头旁开3横指,再向上2个肋间隙处即是。

大包 SP21

5分钟按摩: 按揉大包,可缓解胸胁胀痛。

—— 功效 ——

统血养经,宽胸止痛,通经活络。

—— 主治 ——

中气不和,哮喘,胸胁痛,气喘。

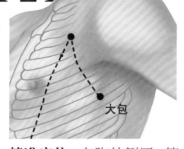

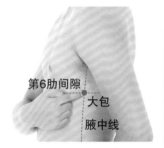

精准定位: 在胸外侧区,第6肋间隙,腋中线上。

快速取穴: 正坐侧身或仰卧,沿腋中线自上而下摸到第6肋间隙处即是。

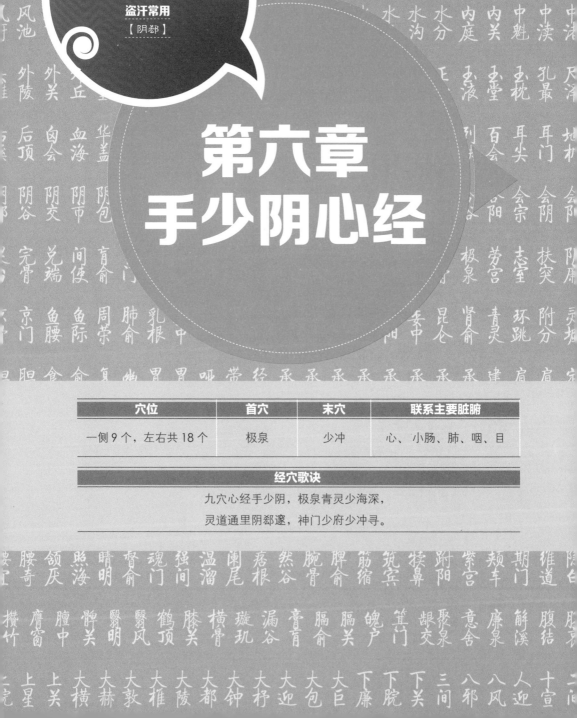

心悸常用
【通里】【神门】

理气止痛常用
【极泉】【青灵】

盗汗常用
【阴郄】

第六章
手少阴心经

穴位	首穴	末穴	联系主要脏腑
一侧9个，左右共18个	极泉	少冲	心、小肠、肺、咽、目

经穴歌诀
九穴心经手少阴，极泉青灵少海深， 灵道通里阴郄邃，神门少府少冲寻。

手少阴心经

起于极泉,止于少冲。从心中开始,出来属于心脏的系带(心系),向下通过膈肌,联络小肠。

上行支脉

从心脏的系带向上,夹着咽喉上行,联结与眼和脑相连的系带(目系)。

外行主干

从心系上行至肺部,向下出于腋下,沿着上臂内侧后缘,行于手太阴、手厥阴的后面,到达肘窝,沿前臂内侧后缘,到腕后豌豆骨部,进入手掌内后边,沿小指内侧出于末端(少冲),与手太阳小肠经相衔接。

主治证候

心、胸和神志方面的病症以及经脉循行部位的其他病症,如心痛、咽干、口渴、目黄、胁痛、上臂内侧痛、手心发热等。

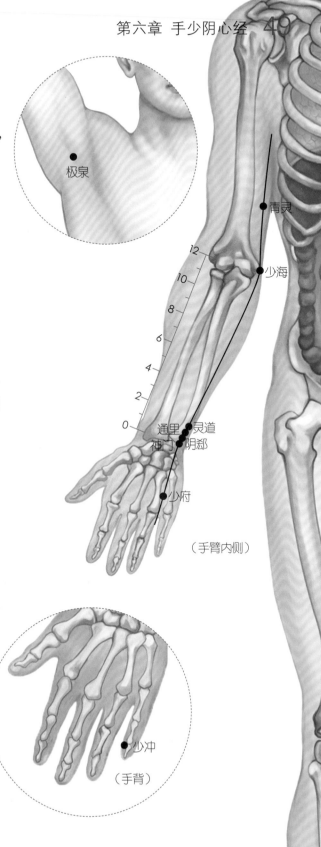

极泉

青灵

少海

12
10
8
6
4
2
0

通里 灵道
神门 阴郄

少府

（手臂内侧）

少冲

（手背）

极泉 HT1

5分钟按摩

用食指按压极泉片刻，重复5~10次，可缓解胃胀、胃痛。

····· 功效 ·····

宽胸宁神，理气止痛，消肿散结。

····· 主治 ·····

胃痛，干呕，心痛，四肢不举，乳汁分泌不足。

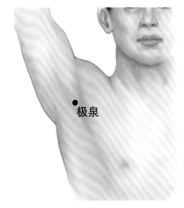

极泉

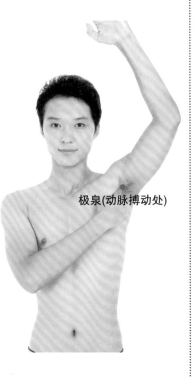

极泉(动脉搏动处)

精准定位： 在腋区，腋窝中央，腋动脉搏动处。

快速取穴： 上臂外展，腋窝顶点可触摸到动脉搏动，按压有酸胀感处即是。

青灵 HT2

5分钟按摩

用拇指按揉或弹拨青灵，可缓解肩臂不举。

····· 功效 ·····

理气止痛，宽胸宁心，通经活络。

····· 主治 ·····

头痛，目黄，胁痛，肩臂不举，肩臂红肿，腋下肿痛。

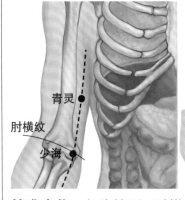

青灵

肘横纹

少海

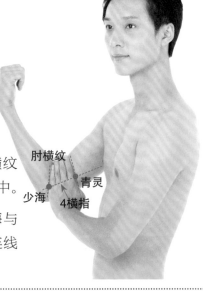

肘横纹

青灵

少海

4横指

精准定位： 在臂前区，肘横纹上3寸，肱二头肌的内侧沟中。

快速取穴： 伸臂，确定少海与极泉位置，从少海沿二者连线向上量4横指处即是。

少海 HT3

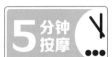

5分钟按摩

用食指按揉或弹拨少海,可缓解前臂麻木。

·········· 功效 ··········

理气通络,益心安神,消肿散结。

·········· 主治 ··········

心痛,癫狂,痫证,肘臂挛痛,手颤,眼充血,鼻充血。

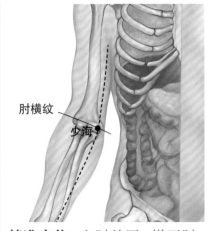

肘横纹

少海

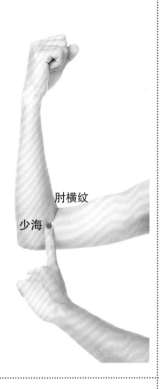

肘横纹

少海

精准定位: 在肘前区,横平肘横纹,肱骨内上髁前缘。

快速取穴: 屈肘 90°,肘横纹内侧端凹陷处即是。

灵道 HT4

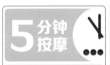

5分钟按摩

用拇指按揉或弹拨灵道,可缓解手麻不仁。

·········· 功效 ··········

活络止痛,祛风止痉,宁心安神。

·········· 主治 ··········

心脏疾患,胃脘部疼痛,干呕,手麻不仁。

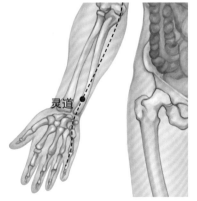

灵道

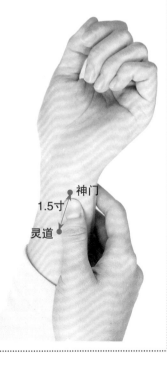

神门

1.5寸

灵道

精准定位: 在前臂前区,腕掌侧远端横纹上 1.5 寸,尺侧腕屈肌腱的桡侧缘。

快速取穴: 先找到神门,再向上量取 1.5 寸即是。

通里 HT5

5分钟按摩

拇指按揉或弹拨通里，可缓解腕臂痛、心悸。

---- 功效 ----

清热安神，祛风止痛，通经活络。

---- 主治 ----

心脏疾病，头痛，头昏，盗汗，面赤热，心悸，腕臂痛。

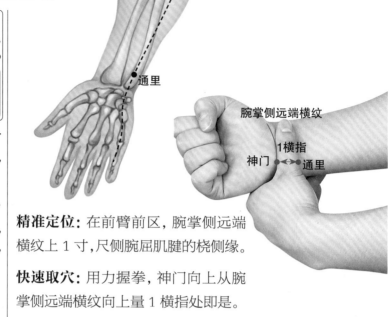

精准定位： 在前臂前区，腕掌侧远端横纹上1寸，尺侧腕屈肌腱的桡侧缘。

快速取穴： 用力握拳，神门向上从腕掌侧远端横纹向上量1横指处即是。

阴郄 HT6

5分钟按摩

用拇指按揉或弹拨阴郄，可缓解心痛、心悸。

---- 功效 ----

宁心安神，清热止血，通经活络。

---- 主治 ----

胃脘部疼痛，吐血，心痛，盗汗，失语，鼻出血，小儿抽筋。

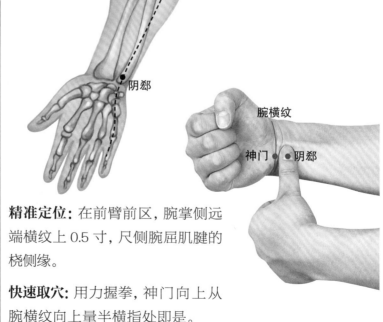

精准定位： 在前臂前区，腕掌侧远端横纹上0.5寸，尺侧腕屈肌腱的桡侧缘。

快速取穴： 用力握拳，神门向上从腕横纹向上量半横指处即是。

神门 HT7

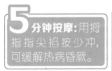**5分钟按摩:**用拇指按揉神门,可缓解手臂疼痛、心悸。

—— 功效 ——

益心安神,平肝息风,降逆止血。

—— 主治 ——

癫狂,痫证,心脏病,心悸,手臂疼痛,吐血。

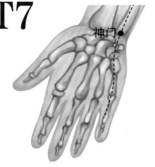

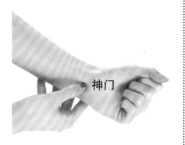

精准定位:在腕前区,腕掌侧远端横纹尺侧端,尺侧腕屈肌腱的桡侧缘。

快速取穴:伸臂,腕掌侧横纹尺侧,肌腱的桡侧缘处即是。

少府 HT8

5分钟按摩:用拇指按揉少府,可缓解失眠、健忘。

—— 功效 ——

清心泻火,息风止痉,行气利尿。

—— 主治 ——

失眠,健忘,胸痛,掌心发热,手小指拘挛。

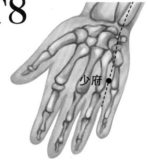

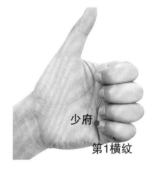

第1横纹

精准定位:在手掌,横平第5掌指关节近端,第4、5掌骨之间。

快速取穴:半握拳,小指切压掌心第1横纹上,小指尖所指处即是。

少冲 HT9

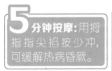**5分钟按摩:**用拇指指尖掐按少冲,可缓解热病昏厥。

—— 功效 ——

开窍醒脑,祛风止痉,苏厥逆,泻邪热。

—— 主治 ——

癫狂,中风昏迷,目黄,为急救穴之一。

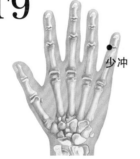

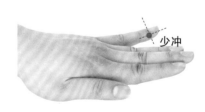

精准定位:在手指,小指末节桡侧,指甲根角侧上方0.1寸(指寸)。

快速取穴:伸小指,沿指甲底部与指甲桡侧引线交点处即是。

乳汁不足常用
【少泽】

腰痛常用
【后溪】【养老】

肩背疼痛常用
【天宗】

耳鸣常用
【听宫】

第七章
手太阳小肠经

穴位	首穴	末穴	联系主要脏腑
一侧19个，左右共38个	少泽	听宫	小肠、心、胃、咽、目、耳、鼻

经穴歌诀
手太阳经小肠穴，少泽先行小指末， 前谷后溪腕骨间，阳谷须同养老列， 支正小海上肩贞，臑俞天宗秉风合， 曲垣肩外复肩中，天窗循次上天容， 此经穴数一十九，还有颧髎入听宫。

手太阳小肠经

起于小指外侧端(少泽),沿着手背外侧至腕部,
出于尺骨茎突部,直上沿着前臂外侧后缘,经
尺骨鹰嘴与肱骨内上髁之间,沿上臂外侧后缘,
出于肩关节,绕行肩胛部,交会于大椎,向下
进入缺盆部,联络心脏,沿着食管,通过横膈,
到达胃部,属于小肠。分支从面颊部分出,上
行眼眶下,至目内眦。

缺盆部支脉

沿着颈部,上达面颊,至目外眦,
转入耳中(听宫)。

颊部支脉

上行目眶下,抵于鼻旁,至目内
眦(睛明),与足太阳膀胱经相接。

主治证候

头、项、耳、目、咽喉病,热病,
神经病以及经脉循行部位的其
他病症,如少腹痛,耳聋,目黄,
颊肿,咽喉肿痛,肩臂外侧后缘
痛等。

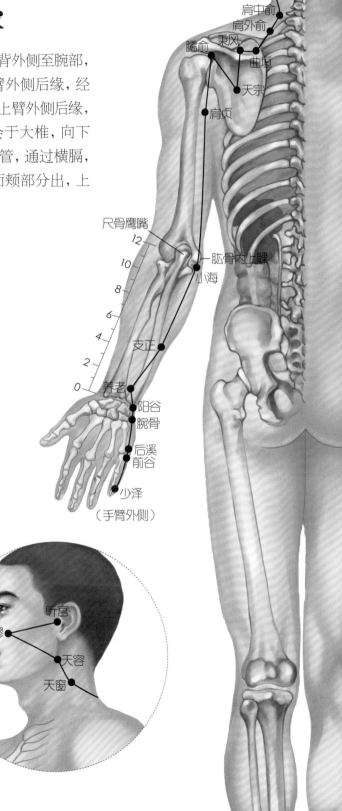

少泽 SI1

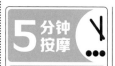

用指尖掐按少泽，可缓解热病、中风昏迷。

功效

清热利咽，通乳开窍，明目退翳。

主治

头痛，昏迷，咽痛，鼻出血，耳聋，耳鸣，乳汁不足。

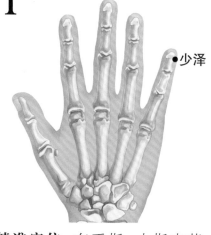

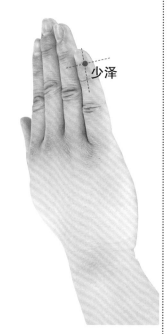

少泽

少泽

精准定位： 在手指，小指末节尺侧，指甲根角侧上方0.1寸（指寸）。

快速取穴： 伸小指，沿指甲底部与指尺侧引线交点处即是。

前谷 SI2

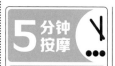

掐按前谷，可缓解热病、癫狂。

功效

清利头目，安神定志，通经活络。

主治

热病无汗，头项急痛，颈项不得回顾，掌指关节红肿，臂痛不得举，腮腺炎，乳腺炎。

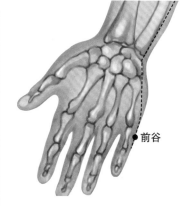

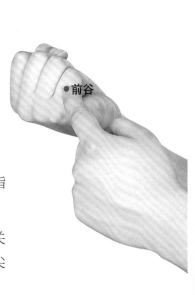

前谷

前谷

精准定位： 在手指，第5掌指关节尺侧，赤白肉际凹陷中。

快速取穴： 握拳，小指掌指关节前有一皮肤皱襞突起，其尖端处即是。

后溪 SI3

5分钟按摩:用食指指尖掐按后溪,可治落枕。

·········功效·········
清心安神,平肝息风,
通经活络。

·········主治·········
头项急痛,颈椎病,
肘臂、小指拘急疼痛。

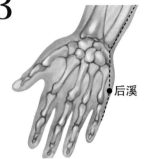

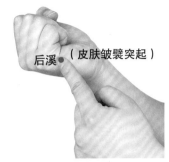

精准定位: 在手内侧,第5掌指关节尺侧,近端赤白肉际凹陷中。

快速取穴: 握拳,小指掌指关节后有一皮肤皱襞突起,其尖端处即是。

腕骨 SI4

5分钟按摩:用食指指尖掐按腕骨,可缓解手腕无力。

·········功效·········
祛湿退黄,增液止渴,
祛风止痉。

·········主治·········
手腕无力,头痛,耳鸣,
黄疸,消渴。

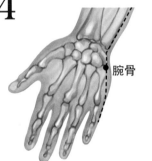

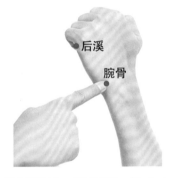

精准定位: 在腕区,第5掌骨基底与三角骨之间的赤白肉际凹陷中。

快速取穴: 微握拳,掌心向下,由后溪向腕部推,摸到两骨结合凹陷处即是。

阳谷 SI5

5分钟按摩:用拇指指尖掐按阳谷,可缓解手腕痛。

·········功效·········
明目安神,平肝潜阳,
活络止痛。

·········主治·········
头痛,腕关节疾患,
耳鸣,耳聋,癫痫。

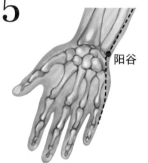

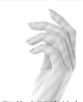

阳谷(凹陷处)

精准定位: 在腕后区,尺骨茎突与三角骨之间的凹陷中。

快速取穴: 位于尺骨茎突远端凹陷中。

养老 SI6

招按养老，可缓解急性腰扭伤。

········· 功效 ·········

清脑明目，息风止痛，舒筋活络。

········· 主治 ·········

目视不明，腕部及前臂疼痛，肘部红肿，急性腰痛，落枕。

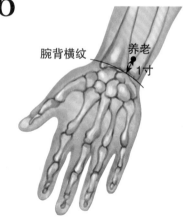

腕背横纹　养老　1寸

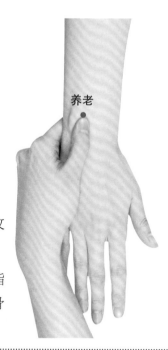

养老

精准定位： 在前臂后区，腕背横纹上1寸，尺骨头桡侧凹陷中。

快速取穴： 屈腕掌心向胸，沿小指侧隆起高骨往桡侧推，触及一骨缝处即是。

支正 SI7

招按支正，可缓解前臂疼痛。

········· 功效 ·········

安神定志，清热解表，平肝息风，通经止痛。

········· 主治 ·········

头痛，目眩，肘挛不能屈伸，腰背酸痛，四肢无力，消渴。

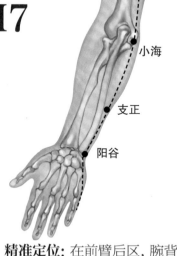

小海　支正　阳谷

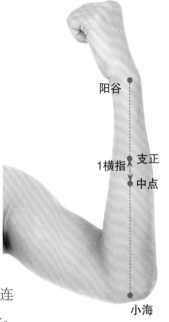

阳谷　1横指　支正　中点　小海

精准定位： 在前臂后区，腕背侧远端横纹上5寸，尺骨尺侧与尺侧腕屈肌之间。

快速取穴： 屈肘，取阳谷与小海连线中点，向阳谷侧1横指处即是。

小海 SI8

5分钟按摩:招按小海,可缓解前臂疼痛、麻木。

---- 功效 ----
安神定志,平肝潜阳,定痛止痉。

---- 主治 ----
颊肿、颈项痛、网球肘、痫证、精神病。

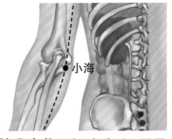

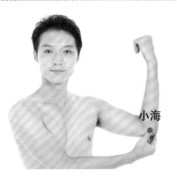

精准定位: 在肘后区,尺骨鹰嘴与肱骨内上髁之间凹陷中。

快速取穴: 屈肘,肘尖最高点与肘部内侧高骨最高点间凹陷处即是。

肩贞 SI9

5分钟按摩:招按肩贞,可缓解肩周炎。

---- 功效 ----
清脑聪耳,息风止痛,通经活络。

---- 主治 ----
伤寒、发热、肩胛痛、手臂麻痛、耳鸣。

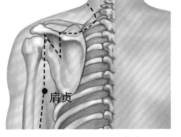

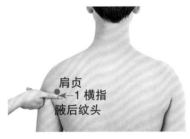

精准定位: 在肩胛区,肩关节后下方,腋后纹头直上1寸。

快速取穴: 正坐垂臂,从腋后纹头向上量1横指处即是。

臑俞 SI10

5分钟按摩:招按臑俞,可缓解肩周炎。

---- 功效 ----
活络止痛,止咳化痰,消肿散结。

---- 主治 ----
肩臂酸痛无力、肩肿、颈项瘰疬。

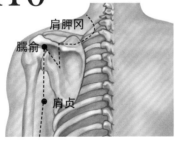

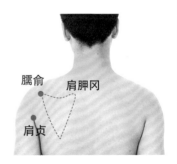

精准定位: 在肩胛区,腋后纹头直上,肩胛冈下缘凹陷中。

快速取穴: 手臂内收,腋后纹末端肩贞向上推至肩胛骨下缘处即是。

天宗 SI11

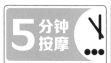

按揉天宗,可缓解肩背疼痛。

---功效---

舒筋活络,止咳化痰,理气消肿。

---主治---

肩周炎,乳房胀痛,颊颌肿,肩背痛、上肢麻痛。

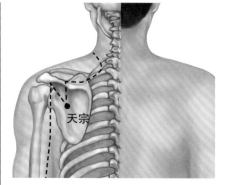

天宗

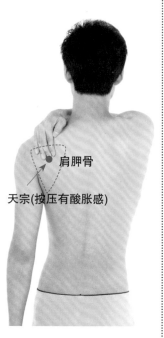

肩胛骨

天宗(按压有酸胀感)

精准定位: 在肩胛区,肩胛冈中点与肩胛骨下角连线上 1/3 与下 2/3 交点凹陷中。

快速取穴: 以对侧手,由颈下过肩,手伸向肩胛骨处,中指指腹所在处即是。

秉风 SI12

5分钟按摩

按揉秉风,可缓解肩背疼痛。

---功效---

散风理气,止咳化痰,通经活络。

---主治---

肩胛疼痛不举,颈强不得回顾,咳嗽,支气管炎。

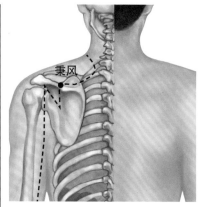

秉风

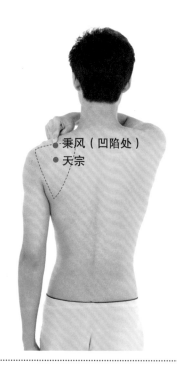

秉风(凹陷处)

天宗

精准定位: 在肩胛区,肩胛冈中点上方冈上窝中。

快速取穴: 手臂内收,天宗直上,肩胛冈上缘凹陷处即是。

曲垣 SI13

········功效········

祛风止痉，止咳化痰，活络止痛。

········主治········

肩胛拘挛疼痛，肩胛疼痛不举，上肢酸麻等。

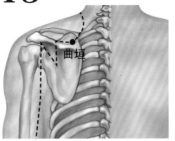

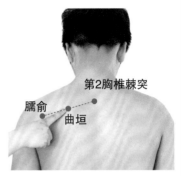

精准定位：在肩胛区，肩胛冈内侧端上缘凹陷中。

快速取穴：后颈部最突起椎体往下数2个椎骨为第2胸椎棘突，与臑俞连线中点处。

肩外俞 SI14

········功效········

舒筋活络，止咳平喘，祛风止痛。

········主治········

肩背酸痛，颈项僵硬，上肢冷痛等。

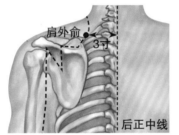

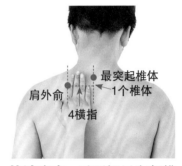

精准定位：在脊柱区，第1胸椎棘突下，后正中线旁开3寸。

快速取穴：后颈部最突起椎体往下数1个椎骨的棘突下，旁开4横指处即是。

肩中俞 SI15

········功效········

解表宣肺，活络止痛，止咳平喘。

········主治········

咳嗽，颈项僵硬，目视不明，发热恶寒。

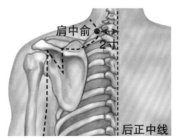

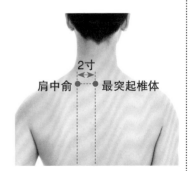

精准定位：在脊柱区，第7颈椎棘突下，后正中线旁开2寸。

快速取穴：低头，后颈部最突起椎体旁开2寸处即是。

天窗 SI16

用拇指按揉天窗，每天坚持，可缓解颈项强痛。

功效

平肝息风，消肿止痛，通经活络。

主治

头痛，耳鸣，耳聋，咽喉肿痛，颈项强痛，中风口噤，痔疮。

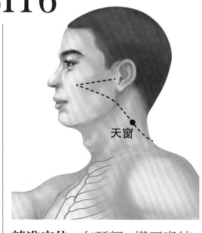

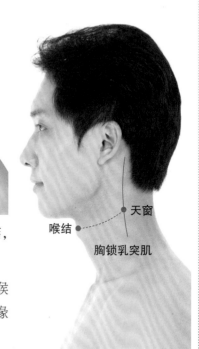

精准定位： 在颈部，横平喉结，胸锁乳突肌的后缘。

快速取穴： 仰头，从耳下向喉咙中央走行的绷紧的肌肉后缘与喉结相平处即是。

天容 SI17

用拇指按揉天容，可缓解颈项强痛、呕吐。

功效

平肝息风，活络止痉，消肿止痛。

主治

头痛，耳鸣，耳聋，咽喉肿痛，项强不可回顾，哮喘。

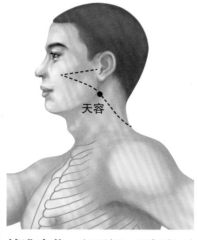

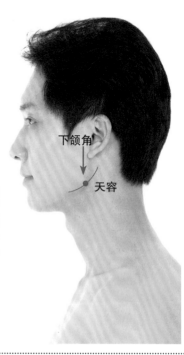

精准定位： 在颈部，下颌角后方，胸锁乳突肌的前缘凹陷中。

快速取穴： 耳垂下方的下颌角后方凹陷处即是。

颧髎 SI18

·功效·

祛风镇痉,清热消肿,通经活络。

·主治·

面痛,眼睑眴动,口眼歪斜,三叉神经痛,牙龈肿痛。

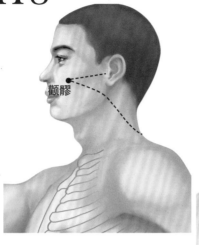

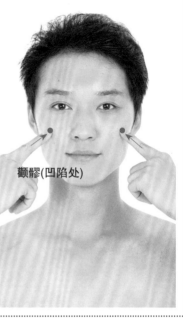

颧髎

颧髎(凹陷处)

精准定位: 在面部,颧骨下缘,目外眦直下凹陷中。

快速取穴: 在面部,颧骨最高点下缘凹陷处即是。

听宫 SI19

·功效·

平肝息风,消肿止痛,聪耳开窍。

·主治·

耳鸣,耳聋,中耳炎,耳部疼痛,心腹满痛。

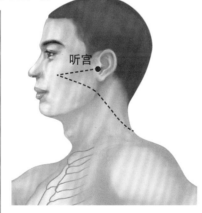

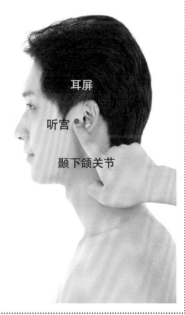

听宫

耳屏

听宫

颞下颌关节

精准定位: 在面部,耳屏正中与下颌骨髁突之间的凹陷中。

快速取穴: 微张口,耳屏与下颌骨髁突之间凹陷处即是。

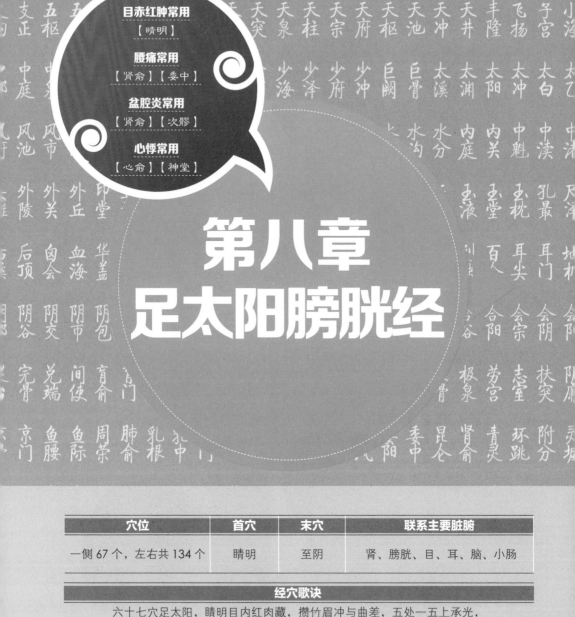

目赤红肿常用
【睛明】

腰痛常用
【肾俞】【委中】

盆腔炎常用
【肾俞】【次髎】

心悸常用
【心俞】【神堂】

第八章
足太阳膀胱经

穴位	首穴	末穴	联系主要脏腑
一侧 67 个，左右共 134 个	睛明	至阴	肾、膀胱、目、耳、脑、小肠

经穴歌诀
六十七穴足太阳，睛明目内红肉藏，攒竹眉冲与曲差，五处一五上承光，
通天络却下玉枕，天柱发际大筋上，大杼风门肺厥阴，心俞督俞膈俞当，
肝胆脾胃具挨次，三焦肾俞海大肠，关元小肠到膀胱，中膂白环寸半量，
上次中下四髎穴，一空一空骶孔藏，会阳尾骨外边取，附分脊背第二行，
魄户膏肓神堂寓，谚谴膈关魂门详，阳纲意舍胃仓随，肓门志室至胞肓，
二十一椎秩边是，承扶臀股纹中央，殷门浮郄委阳至，委中合阳承筋量，
承山飞扬跗阳继，昆仑仆参申脉堂，金门京骨束骨跟，通谷至阴小趾旁。

足太阳膀胱经

起于内眼角的睛明，上行于巅部，交会于头顶。

头顶部的支脉

从头顶到达耳上角。

头顶直行的经脉

从头顶入里联络于脑，回出分开向下行于颈后，沿着肩胛骨内侧，夹着脊柱，到达腰部，从脊柱两旁肌肉进入体腔，联络肾，属于膀胱。

腰部的支脉

向下通过臀部，进入腘窝中。

后项的支脉

通过肩胛骨的内缘直下，经过臀部向下行，沿着大腿后外侧，与腰部下来的支脉会合于腘窝中，从此向下经过小腿后侧，出足外踝的后面，沿着第5跖骨至足小趾外侧端，与足少阴肾经相连。

主治证候

头、项、目、背、腰、下肢病症，神志病。

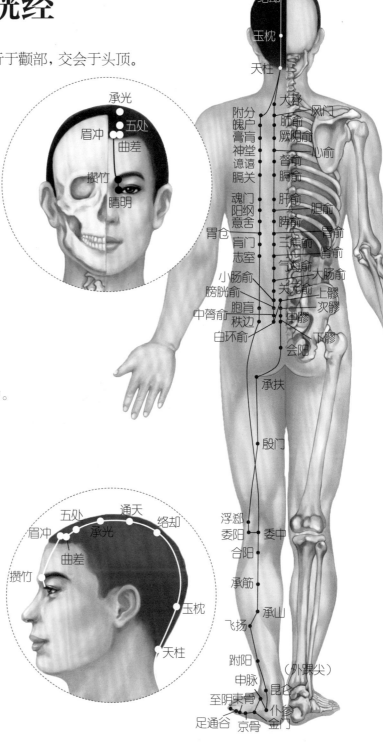

睛明 BL1

5分钟按摩

按揉睛明，可防治眼部疾患。

—— 功效 ——

泻热明目，散瘀止痛，祛风通络。

—— 主治 ——

目赤肿痛，白内障，目视不明，近视，色盲，夜盲症，急性腰扭伤，坐骨神经痛。

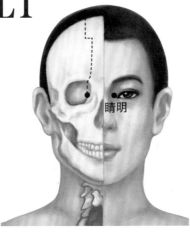

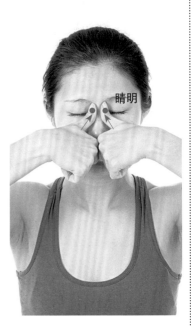

精准定位： 在面部，目内眦内上方眶内侧壁凹陷中。

快速取穴： 正坐合眼，手指置于内侧眼角稍上方，按压有一凹陷处即是。

攒竹 BL2

5分钟按摩

用拇指指尖掐揉攒竹，可缓解呃逆。

—— 功效 ——

清热明目，祛风通络，通经活络。

—— 主治 ——

头痛，口眼歪斜，目赤肿痛，近视，夜盲症，目视不明，膈肌痉挛，腰背肌扭伤。

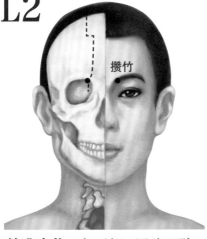

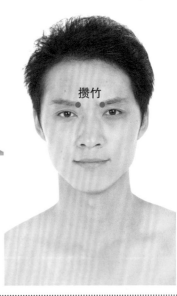

精准定位： 在面部，眉头凹陷中，额切迹处。

快速取穴： 皱眉，眉毛内侧端有一凹陷处即是。

眉冲 BL3

—— 功效 ——

平肝潜阳，散风清热，镇痉宁神。

—— 主治 ——

眩晕，头痛，鼻塞，目视不明，目赤肿痛。

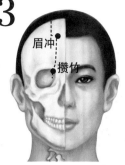 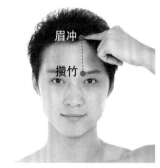

精准定位：在头部，额切迹直上入发际0.5寸。

快速取穴：手指自眉毛(攒竹)向上推，入发际半横指按压有痛感处即是。

曲差 BL4

—— 功效 ——

清热明目，平肝潜阳，安神利窍。

—— 主治 ——

头痛，鼻塞，鼻出血，心中烦闷，结膜炎。

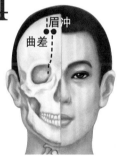 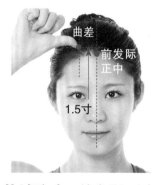

精准定位：在头部，前发际正中直上0.5寸，旁开1.5寸。

快速取穴：前发际正中直上半横指，再旁开1.5寸处即是。

五处 BL5

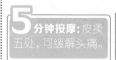

—— 功效 ——

清热散风，平肝潜阳，明目镇痉。

—— 主治 ——

小儿惊风，头痛，目眩，目视不明，癫痫。

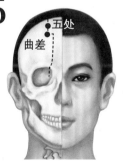 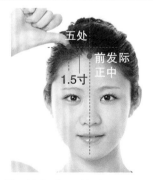

精准定位：在头部，前发际正中直上1寸，旁开1.5寸。

快速取穴：前发际正中直上1横指，再旁开1.5寸处即是。

承光 BL6

5分钟按摩

按揉承光，可缓解头痛、目眩。

····· 功效 ·····

清热明目，和胃止呕，安神利窍。

····· 主治 ·····

头痛，口眼歪斜，鼻塞，目痛，目眩，目视不明等。

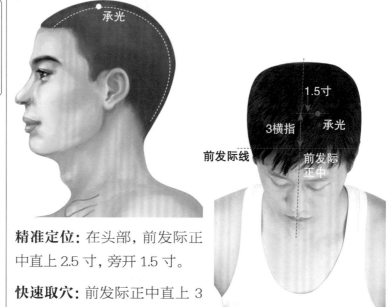

精准定位： 在头部，前发际正中直上 2.5 寸，旁开 1.5 寸。

快速取穴： 前发际正中直上 3 横指，再旁开 1.5 寸处即是。

通天 BL7

5分钟按摩

按揉通天，可缓解头痛、头重、眩晕。

····· 功效 ·····

清热祛风，通利鼻窍，通经活络。

····· 主治 ·····

颈项强不能回顾，头痛，头重，鼻塞，口眼歪斜。

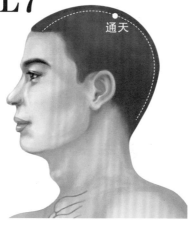

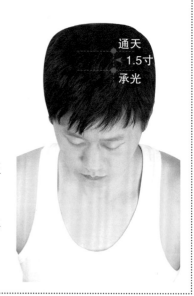

精准定位： 在头部，前发际正中直上 4 寸，旁开 1.5 寸。

快速取穴： 如上法取承光，其直上 1.5 寸处即是。

络却 BL8

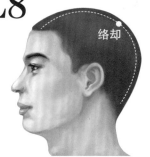

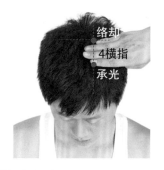

5分钟按摩：按揉络却,可缓解鼻塞、目视不明。

——功效——

清热安神,平肝息风,益气明目。

——主治——

口眼歪斜,鼻塞,癫狂,近视眼,甲状腺肿。

精准定位：在头部,前发际正中直上5.5寸,旁开1.5寸。

快速取穴：如上法取承光,其直上4横指处即是。

玉枕 BL9

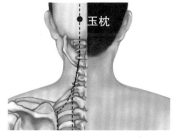

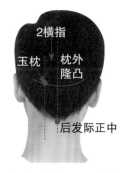

5分钟按摩：按揉玉枕,可缓解头痛。

——功效——

清热明目,降逆止呕,通络开窍。

——主治——

头痛,眩晕,目痛不能远视,鼻塞。

精准定位：在头部,横平枕外隆凸上缘,后发际旁开1.3寸。

快速取穴：沿后发际正中向上轻推,枕骨旁开2横指,在骨性隆起的外上缘一凹陷处即是。

天柱 BL10

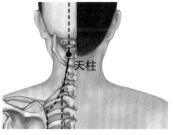

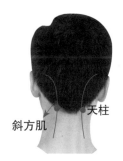

5分钟按摩：按揉天柱,可缓解头痛、头晕。

——功效——

清头明目,强筋壮骨,通经活络。

——主治——

头痛,头晕,颈项僵硬,肩背疼痛,落枕,哮喘。

精准定位：在颈后区,横平第2颈椎棘突上际,斜方肌外缘凹陷中。

快速取穴：正坐,触摸颈后两条大筋,在其外侧,后发际边缘可触及一凹陷处即是。

大杼 BL11

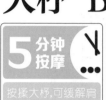

按揉大杼,可缓解肩背疼痛。

---- 功效 ----

强筋壮骨,清热止痛,通经活络。

---- 主治 ----

头痛,感冒,肩背痛,肺炎,胸胁胀满。

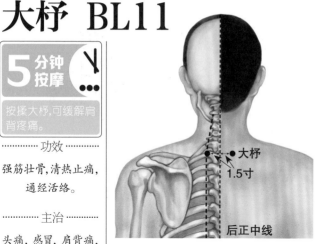

大杼
1.5寸
后正中线

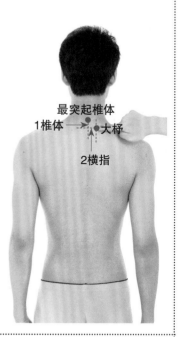

最突起椎体
1椎体 大杼
2横指

精准定位: 在脊柱区,第1胸椎棘突下,后正中线旁开1.5寸。

快速取穴: 低头屈颈,颈背交界处椎骨高突向下推1个椎体,下缘旁开2横指处即是。

风门 BL12

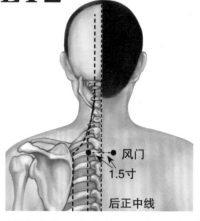

按揉风门,可缓解肩背疼痛。

---- 功效 ----

宣肺解表,平肝潜阳,活络止痛。

---- 主治 ----

伤风咳嗽,发热头痛,哮喘,呕吐,感冒,中风,水肿,破伤风,胸背痛,项强。

风门
1.5寸
后正中线

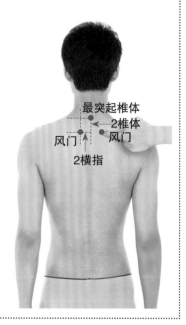

最突起椎体
2椎体
风门 风门
2横指

精准定位: 在脊柱区,第2胸椎棘突下,后正中线旁开1.5寸。

快速取穴: 低头屈颈,颈背交界处椎骨高突向下推2个椎体,下缘旁开2横指处即是。

肺俞 BL13

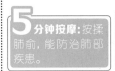

5分钟按摩: 按揉肺俞,能防治肺部疾患。

········· 功效 ·········
解表宣肺,清热理气,滋阴止血。

········· 主治 ·········
咳嗽上气,胸满喘逆,脊背疼痛,耳聋,消渴。

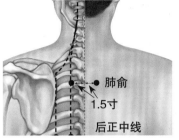

精准定位: 在脊柱区,第3胸椎棘突下,后正中线旁开1.5寸。

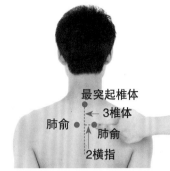

快速取穴: 低头屈颈,颈背交界处椎骨高突向下推3个椎体,下缘旁开2横指处即是。

厥阴俞 BL14

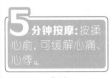

5分钟按摩: 按揉厥阴俞,可缓解心痛、心悸。

········· 功效 ·········
宽胸理气,降逆止呕,活血止痛。

········· 主治 ·········
胃脘部疼痛,呕吐,心痛,心悸,胸闷。

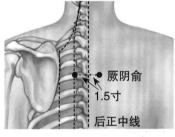

精准定位: 在脊柱区,第4胸椎棘突下,后正中线旁开1.5寸。

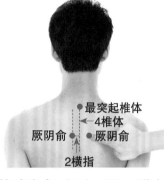

快速取穴: 低头屈颈,颈背交界处椎骨高突向下推4个椎体,下缘旁开2横指处即是。

心俞 BL15

5分钟按摩: 按揉心俞,可缓解心痛、心悸。

········· 功效 ·········
宽胸理气,养心止悸,通络安神。

········· 主治 ·········
心痛,呕吐不食,咳嗽,肩背痛,盗汗。

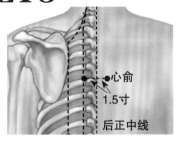

精准定位: 在脊柱区,第5胸椎棘突下,后正中线旁开1.5寸。

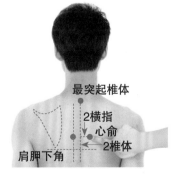

快速取穴: 肩胛骨下角水平连线与脊柱相交处,上推2个椎体,正中线旁开2横指处即是。

督俞 BL16

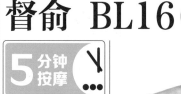

按揉督俞,可缓解心痛、腹胀、腹痛。

功效

理气止痛,和胃降逆,强心通脉。

主治

发热恶寒,冠心病,心绞痛,腹胀,肠鸣,呃逆。

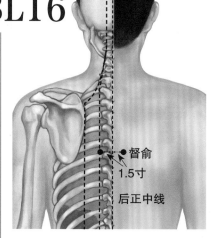

督俞
1.5寸
后正中线

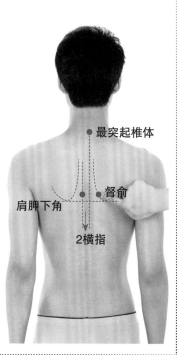

最突起椎体
督俞
肩胛下角
2横指

精准定位: 在脊柱区,第6胸椎棘突下,后正中线旁开1.5寸。

快速取穴: 肩胛骨下角水平连线与脊柱相交椎体处,往上推1个椎体,正中线旁开2横指处即是。

膈俞 BL17

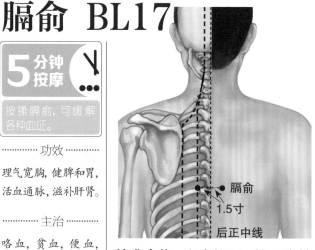

按揉膈俞,可缓解各种血证。

功效

理气宽胸,健脾和胃,活血通脉,滋补肝肾。

主治

咯血,贫血,便血,心痛,心悸,胸痛,胸闷,胃脘痛,呕吐,呃逆,盗汗。

膈俞
1.5寸
后正中线

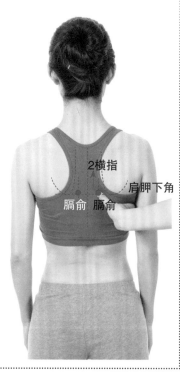

2横指
肩胛下角
膈俞 膈俞

精准定位: 在脊柱区,第7胸椎棘突下,后正中线旁开1.5寸。

快速取穴: 肩胛骨下角水平连线与脊柱相交椎体处,正中线旁开2横指处即是。

肝俞 BL18

5分钟按摩: 按揉肝俞,可缓解咳嗽、口苦。

—— 功效 ——

疏肝利胆,清热凉血,祛痰开窍。

—— 主治 ——

急性胃肠炎、急、慢性肝炎、吐血、腰背痛。

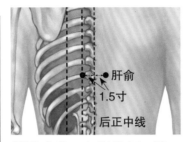

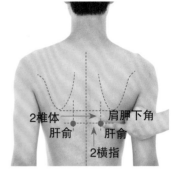

精准定位: 在脊柱区,第9胸椎棘突下,后正中线旁开1.5寸。

快速取穴: 肩胛骨下角水平连线与脊柱相交处,下推2个椎体,正中线旁开2横指处即是。

胆俞 BL19

5分钟按摩: 按揉胆俞,可缓解胸满、口苦。

—— 功效 ——

疏肝利胆,清热化湿,通经活络。

—— 主治 ——

胃脘部及肚腹胀满,呕吐、黄疸、肺结核。

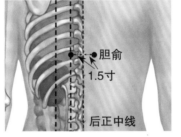

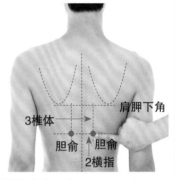

精准定位: 在脊柱区,第10胸椎棘突下,后正中线旁开1.5寸。

快速取穴: 肩胛骨下角水平连线与脊柱相交处,下推3个椎体,正中线旁开2横指处即是。

脾俞 BL20

5分钟按摩: 按揉脾俞,可缓解各种脾胃病。

—— 功效 ——

疏肝利胆,清热化湿,通经活络。

—— 主治 ——

腹泻、便血、呕吐、痢疾。

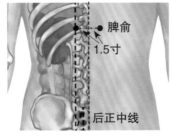

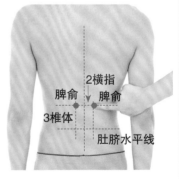

精准定位: 在脊柱区,第11胸椎棘突下,后正中线旁开1.5寸。

快速取穴: 肚脐水平线与脊柱相交椎体处,往上推3个椎体,正中线旁开2横指处即是。

胃俞 BL21

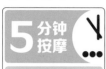

按揉胃俞，可缓解各种脾胃病。

·功效·

和胃健脾，补益肝肾，理中降逆。

·主治·

胃脘痛，呕吐，顽固性胃肠炎，痢疾，小儿疳积。

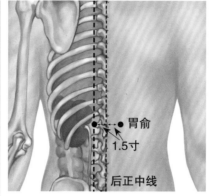

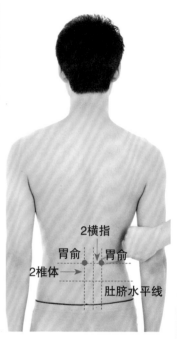

精准定位： 在脊柱区，第 12 胸椎棘突下，后正中线旁开 1.5 寸。

快速取穴： 肚脐水平线与脊柱相交椎体处，往上推 2 个椎体，正中线旁开 2 横指处即是。

三焦俞 BL22

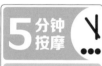

按揉三焦俞，可缓解腹胀、腹痛。

·功效·

温中健脾，和胃止痛，补益肝肾。

·主治·

胃炎，水肿，小便不利，遗尿，腹水，肠鸣泄泻。

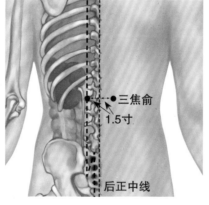

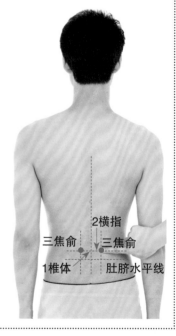

精准定位： 在脊柱区，第 1 腰椎棘突下，后正中线旁开 1.5 寸。

快速取穴： 肚脐水平线与脊柱相交椎体处，往上推 1 个椎体，正中线旁开 2 横指处即是。

肾俞 BL23

5分钟按摩：按揉肾俞，可缓解遗精、阳痿。

―― 功效 ――

温肾助阳，生精益髓。

―― 主治 ――

遗精，阳痿，月经不调，小便不利，腰腿痛。

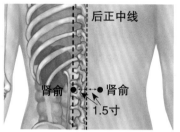

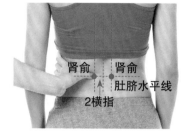

精准定位：在脊柱区，第2腰椎棘突下，后正中线旁开1.5寸。

快速取穴：肚脐水平线与脊柱相交椎体处，正中线旁开2横指处即是。

气海俞 BL24

5分钟按摩：按揉气海俞，可缓解痛经、腰痛、遗精。

―― 功效 ――

调补气血，温养冲任，化瘀止血。

―― 主治 ――

痛经，功能性子宫出血，痔疮，腰痛。

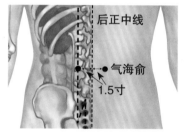

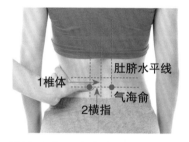

精准定位：在脊柱区，第3腰椎棘突下，正中线旁开1.5寸。

快速取穴：肚脐水平线与脊柱相交椎体处，往下推1个椎体，正中线旁开2横指处即是。

大肠俞 BL25

5分钟按摩：按揉大肠俞，可缓解腹痛、肠鸣、泄泻。

―― 功效 ――

除湿散寒，息风止痛，补益脾肾。

―― 主治 ――

泄泻，肠鸣，便秘，痢疾，腰脊强痛。

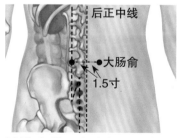

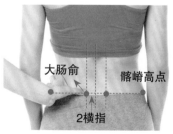

精准定位：在脊柱区，第4腰椎棘突下，后正中线旁开1.5寸。

快速取穴：两侧髂嵴高点连线与脊柱交点，旁开2横指处即是。

关元俞 BL26

---功效---

除湿散寒,息风止痛,补益脾肾。

---主治---

腹痛,腹胀,泄泻,肠鸣,便秘,痢疾。

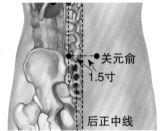

精准定位: 在脊柱区,第5腰椎棘突下,后正中线旁1.5寸。

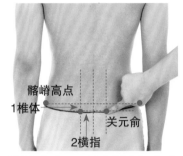

快速取穴: 两侧髂嵴高点连线与脊柱交点,往下推1个椎体,旁开2横指处即是。

小肠俞 BL27

---功效---

温经散寒,通络止痛,健脾除湿。

---主治---

腰痛,痢疾,泄泻,疝气,痔疮,妇人带下。

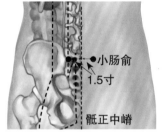

精准定位: 在骶区,横平第1骶后孔,骶正中嵴旁1.5寸。

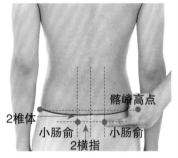

快速取穴: 两侧髂嵴高点连线与脊柱交点,往下推2个椎体,旁开2横指处即是。

膀胱俞 BL28

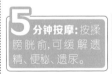

---功效---

温肾固摄,补益脾肾,通络止痛。

---主治---

小便赤涩,夜尿症,遗精,坐骨神经痛。

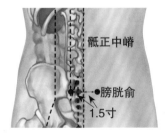

精准定位: 在骶区,横平第2骶后孔,骶正中嵴旁1.5寸。

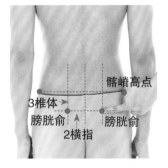

快速取穴: 两侧髂嵴高点连线与脊柱交点,往下推3个椎体,旁开2横指处即是。

中膂俞 BL29

5分钟按摩：按揉中膂俞,可缓解腰脊强痛等疾病。

---功效---

除湿散寒,通经止痛,养阴生津,清热润燥。

---主治---

腰脊强痛,痢疾,肾虚,坐骨神经痛。

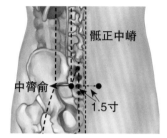

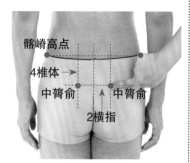

精准定位：在骶区,横平第3骶后孔,骶正中嵴旁1.5寸。

快速取穴：两侧髂嵴高点连线与脊柱交点,往下推4个椎体,旁开2横指处即是。

白环俞 BL30

5分钟按摩：按揉白环俞,可缓解腰腿痛。

---功效---

除湿散寒,通经止痛,调补气血。

---主治---

带下病,月经不调,疝气,遗精,腰腿痛。

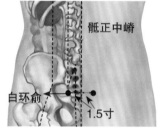

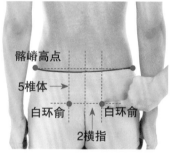

精准定位：在骶区,横平第4骶后孔,骶正中嵴旁1.5寸。

快速取穴：两侧髂嵴高点连线与脊柱交点,往下推5个椎体,旁开2横指处即是。

上髎 BL31

5分钟按摩：按揉上髎,可缓解月经不调、遗精。

---功效---

补脾益肾,通络止痛,温肾助阳。

---主治---

月经不调,遗精,阳痿,二便不利,腰骶痛。

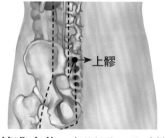

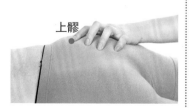

精准定位：在骶区,正对第1骶后孔中。

快速取穴：四指分别按于骶骨第1至第4骶椎棘突上,向外移1横指,食指位置即是。

次髎 BL32

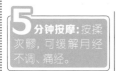

5分钟按摩: 按揉次髎,可缓解月经不调、痛经。

········ 功效 ········

通经止痛,温肾固摄,调补气血。

········ 主治 ········

月经不调,遗精,阳痿,二便不利,腰骶痛。

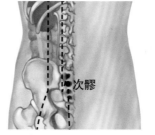

精准定位: 在骶区,正对第2骶后孔中。

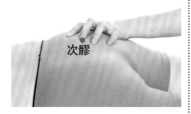

快速取穴: 同上髎的取穴方法,此时中指所指的位置即为次髎。

中髎 BL33

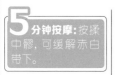

5分钟按摩: 按揉中髎,可缓解赤白带下。

········ 功效 ········

补益脾肾,温阳通便,补益下焦。

········ 主治 ········

月经不调,白带过多,二便不利,腰骶痛。

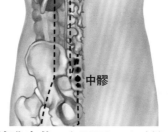

精准定位: 在骶区,正对第3骶后孔中。

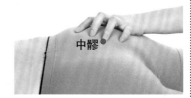

快速取穴: 同上髎的取穴方法,此时无名指所指的位置即为中髎。

下髎 BL34

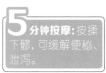

5分钟按摩: 按揉下髎,可缓解便秘、泄泻。

········ 功效 ········

通经止痛,补益脾肾,强腰利湿。

········ 主治 ········

遗精,阳痿,腰骶痛,腰膝酸软。

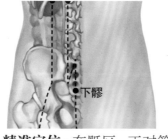

精准定位: 在骶区,正对第4骶后孔中。

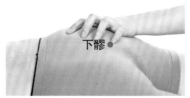

快速取穴: 同上髎的取穴方法,此时小指所指的位置即为下髎。

会阳 BL35

5分钟按摩： 按揉会阳，可缓解阳痿。

···· 功效 ····

固摄带脉，清热利湿，化瘀止血。

···· 主治 ····

痔疮，便血，阳痿，带下病，阴部汗湿瘙痒。

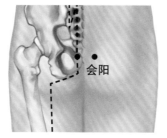

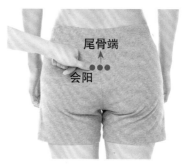

精准定位： 在骶区，尾骨端旁开 0.5 寸。

快速取穴： 顺着脊柱向下摸到尽头，旁开半个大拇指处即是。

承扶 BL36

5分钟按摩： 按揉或弹拨承扶，可缓解下肢疼痛。

···· 功效 ····

通络止痛，清热利湿，化瘀止血。

···· 主治 ····

腰、骶、臀、股部疼痛，坐骨神经痛，痔疮。

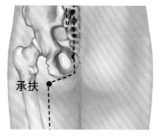

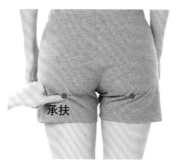

精准定位： 在股后区，臀沟的中点。

快速取穴： 臀下横纹正中点，按压有酸胀感处即是。

殷门 BL37

5分钟按摩： 按揉或弹拨殷门，可缓解下肢后侧疼痛。

···· 功效 ····

除湿散寒，缓急止痛，舒筋活络。

···· 主治 ····

腰、骶、臀、股部疼痛，下肢瘫痪。

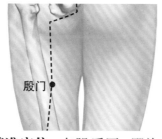

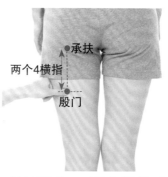

精准定位： 在股后区，臀沟下 6 寸，股二头肌与半腱肌之间。

快速取穴： 承扶与膝盖后面凹陷中央的腘横纹中点连线，承扶下两个 4 横指处即是。

浮郄 BL38

5分钟按摩： 按揉或弹拨浮郄，可缓解膝关节痛。

——— 功效 ———

温经散寒，宽筋活络，通络止痛。

——— 主治 ———

腰、骶、臀、膝部疼痛，尿潴留，急性胃肠炎。

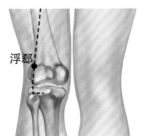

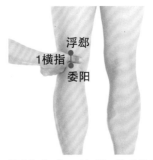

精准定位： 在膝后区，腘横纹上 1 寸，股二头肌腱的内侧缘。

快速取穴： 先找到委阳，向上 1 横指处即是。

委阳 BL39

5分钟按摩： 按揉或弹拨委阳，可缓解膝关节痛。

——— 功效 ———

补脾益胃，温经散寒，缓急止痛。

——— 主治 ———

小便淋沥，胃炎，下肢、腿足挛痛。

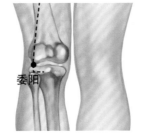

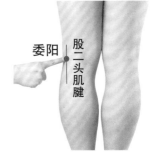

精准定位： 在膝部，腘横纹上，股二头肌腱内侧缘。

快速取穴： 膝盖后面凹陷中央的腘横纹外侧，股二头肌腱内侧即是。

委中 BL40

5分钟按摩： 按揉或弹拨委中，可缓解腰痛、腹痛。

——— 功效 ———

健脾和胃，通络止痛，温肾助阳。

——— 主治 ———

胸胁痛，腰背痛，坐骨神经痛，脚弱无力。

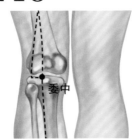

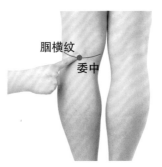

精准定位： 在膝后区，腘横纹中点。

快速取穴： 膝盖后面凹陷中央的腘横纹中点即是。

附分 BL41

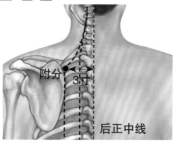
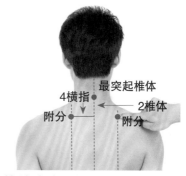

5分钟按摩: 按揉附分,可缓解颈项肩背疼痛。

—— 功效 ——

补益气血,祛风散邪,缓急止痛。

—— 主治 ——

肩背拘急疼痛,颈项强痛,肘臂麻木疼痛。

精准定位: 在脊柱区,第2胸椎棘突下,后正中线旁开3寸。

快速取穴: 低头屈颈,颈背交界处椎骨高突向下推2个椎体,下缘旁开4横指处即是。

魄户 BL42

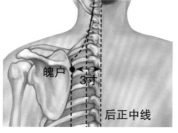
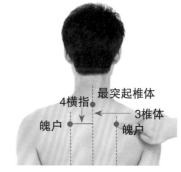

5分钟按摩: 按揉魄户,能防治肩背肺部疾患。

—— 功效 ——

止咳平喘,补虚培元,通络止痛。

—— 主治 ——

咳嗽,气喘,支气管炎,肺结核,颈项僵硬。

精准定位: 在脊柱区,第3胸椎棘突下,后正中线旁开3寸。

快速取穴: 低头屈颈,颈背交界处椎骨高突向下推3个椎体,下缘旁开4横指处即是。

膏肓 BL43

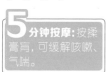
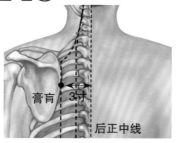
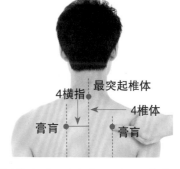

5分钟按摩: 按揉膏肓,可缓解咳嗽、气喘。

—— 功效 ——

补益心肾,止咳平喘,通络止痛。

—— 主治 ——

咳嗽,气喘,盗汗,遗精,慢性胃炎。

精准定位: 在脊柱区,第4胸椎棘突下,后正中线旁开3寸。

快速取穴: 低头屈颈,颈背交界处椎骨高突向下推4个椎体,下缘旁开4横指处即是。

神堂 BL44

5分钟按摩: 按揉神堂,可缓解失眠、咳嗽。

---功效---

止咳平喘,理气止痛,宁心安神。

---主治---

心痛,心悸,失眠,肩背痛,哮喘。

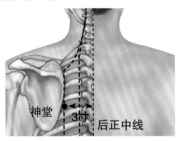

精准定位: 在脊柱区,第5胸椎棘突下,后正中线旁开3寸。

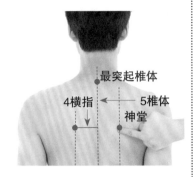

快速取穴: 低头屈颈,颈背交界处椎骨高突向下推5个椎体,下缘旁开4横指处。

谚谵 BL45

5分钟按摩: 按揉谚谵,可缓解肩背痛、咳嗽、气喘。

---功效---

止咳平喘,清热除湿,通络止痛。

---主治---

咳嗽,气喘,目眩,目痛,肋间神经痛。

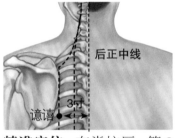

精准定位: 在脊柱区,第6胸椎棘突下,后正中线旁开3寸。

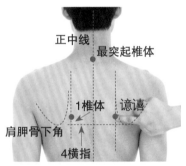

快速取穴: 肩胛骨下角水平连线与脊柱相交处,上推1个椎体,正中线旁开4横指处。

膈关 BL46

5分钟按摩: 按揉膈关,可缓解嗳气、呃逆。

---功效---

和胃降逆,宽胸理气,通络止痛。

---主治---

食欲不振,嗳气,胸中噎闷,膈肌痉挛。

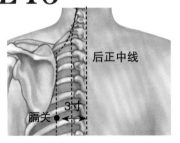

精准定位: 在脊柱区,第7胸椎棘突下,后正中线旁开3寸。

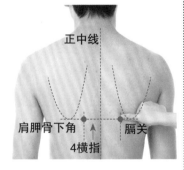

快速取穴: 肩胛骨下角水平连线与脊柱相交椎体处,正中线旁开4横指处即是。

魂门 BL47

5分钟按摩: 按揉魂门,可缓解呕吐、肠鸣、泄泻。

---功效---
疏肝理气,通经活络,降逆止呕。

---主治---
胸胁胀痛,食欲不振,呕吐,肠鸣,泄泻。

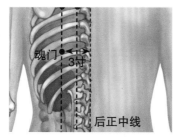

精准定位: 在脊柱区,第9胸椎棘突下,后正中线旁开3寸。

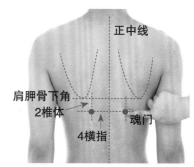

快速取穴: 肩胛骨下角水平连线与脊柱相交处,下推2个椎体,正中线旁开4横指处即是。

阳纲 BL48

5分钟按摩: 按揉阳纲,可缓解腹胀、腹痛。

---功效---
清热利湿,缓急止痛,滋补肝肾。

---主治---
黄疸,腹痛,肠鸣,消渴,小便赤涩。

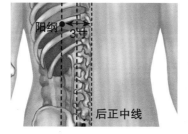

精准定位: 在脊柱区,第10胸椎棘突下,后正中线旁开3寸。

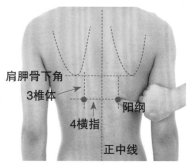

快速取穴: 肩胛骨下角水平连线与脊柱相交处,下推3个椎体,正中线旁开4横指处即是。

意舍 BL49

5分钟按摩: 按揉意舍,可缓解腹胀、肠鸣、泄泻。

---功效---
健脾和胃,降逆止呕,利胆化湿。

---主治---
腹胀,背痛,食欲不振,泄泻,呕吐。

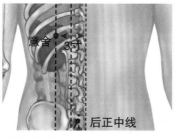

精准定位: 在脊柱区,第11胸椎棘突下,后正中线旁开3寸。

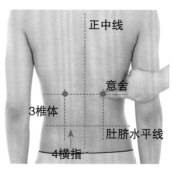

快速取穴: 肚脐水平线与脊柱相交椎体处,上推3个椎体,正中线旁开4横指处即是。

胃仓 BL50

5分钟按摩: 按揉胃仓,可缓解胃痛、消化不良。

···· 功效 ····

健脾消食,理气止痛,利水消肿。

···· 主治 ····

胃痛,小儿食积,腹胀,水肿,背痛,便秘。

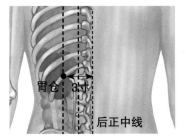

胃仓 3寸

后正中线

精准定位: 在脊柱区,第12胸椎棘突下,后正中线旁开3寸。

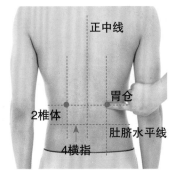

正中线

胃仓

2椎体

肚脐水平线

4横指

快速取穴: 肚脐水平线与脊柱相交椎体处,上推2个椎体,正中线旁开4横指处即是。

肓门 BL51

5分钟按摩: 按揉肓门,可缓解上腹痛、便秘。

···· 功效 ····

清热导滞,行气止痛,解郁散结。

···· 主治 ····

乳腺炎,胃炎,上腹痛,便秘,腰肌劳损。

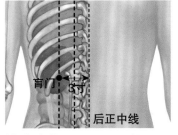

肓门 3寸

后正中线

精准定位: 在腰区,第1腰椎棘突下,后正中线旁开3寸。

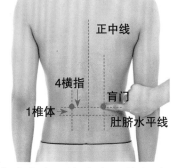

正中线

4横指

肓门

1椎体

肚脐水平线

快速取穴: 肚脐水平线与脊柱相交椎体处,上推1个椎体,正中线旁开4横指处即是。

志室 BL52

5分钟按摩: 按揉志室,可缓解遗精、阳痿。

···· 功效 ····

温肾助阳,利水消肿,强壮腰膝。

···· 主治 ····

遗精,阳痿,阴痛水肿,腰脊强痛。

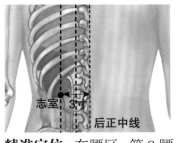

志室 3寸

后正中线

精准定位: 在腰区,第2腰椎棘突下,后正中线旁开3寸。

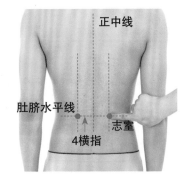

正中线

肚脐水平线

志室

4横指

快速取穴: 肚脐水平线与脊柱相交椎体处,正中线旁开4横指处即是。

胞肓 BL53

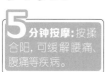**5分钟按摩:** 按揉胞肓,可缓解肠鸣、腹胀等疾病。

—— 功效 ——

温运脾阳,补肾强腰,利水消肿。

—— 主治 ——

小便不利,膀胱炎,腰脊痛,便秘。

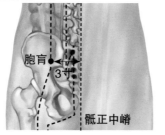

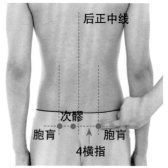

精准定位: 在骶区,横平第2骶后孔,骶正中嵴旁开3寸。

快速取穴: 先取次髎,与其同水平,后正中线旁开4横指处即是。

秩边 BL54

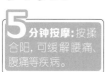**5分钟按摩:** 按揉秩边,可缓解腰腿疼痛等疾病。

—— 功效 ——

温经散寒,缓急止痛,清热利湿。

—— 主治 ——

腰骶痛,下肢痿痹,痔疮,二便不利。

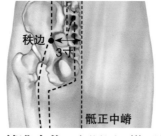

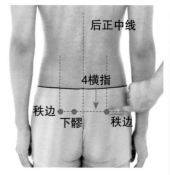

精准定位: 在骶区,横平第4骶后孔,骶正中嵴旁开3寸。

快速取穴: 先取下髎,与其同水平,后正中线旁开4横指处即是。

合阳 BL55

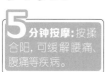**5分钟按摩:** 按揉合阳,可缓解腰痛、腹痛等疾病。

—— 功效 ——

舒筋活络,补虚调经,强健腰膝。

—— 主治 ——

前列腺炎,崩漏,白带过多。

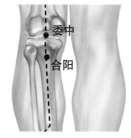

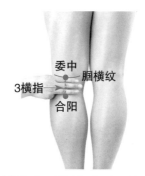

精准定位: 在小腿后区,腘横纹下2寸,腓肠肌内、外侧头之间。

快速取穴: 膝盖后面凹陷中央的腘横纹中点直下3横指处即是。

承筋 BL56

5分钟按摩: 按揉承筋,可缓解腰痛、小腿痛。

—— 功效 ——

清热除湿,化瘀止血,强健腰膝。

—— 主治 ——

腰痛,小腿痛,腿抽筋,腰脊拘急,便秘。

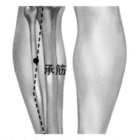

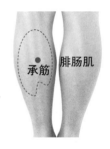

精准定位: 在小腿后区,腘横纹下5寸,腓肠肌两肌腹之间。

快速取穴: 小腿用力,后面肌肉明显隆起,中央按压有酸胀感处即是。

承山 BL57

5分钟按摩: 按揉承山,可缓解小腿痛、便秘。

—— 功效 ——

健脾理气,化瘀止血,温经散寒。

—— 主治 ——

痔疮,腰背疼,腿抽筋,坐骨神经痛。

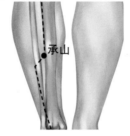

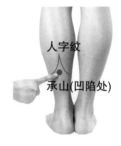

精准定位: 在小腿后区,腓肠肌两肌腹与肌腱交角处。

快速取穴: 直立,小腿用力,在小腿的后面正中可见一"人"字纹,其上尖角凹陷处即是。

飞扬 BL58

5分钟按摩: 按揉飞扬,可缓解腰痛、小腿痛。

—— 功效 ——

镇肝息风,舒筋活络,温经散寒。

—— 主治 ——

腰腿痛,小腿酸痛,头痛,肾炎,脚气。

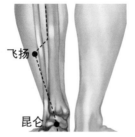

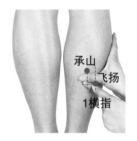

精准定位: 在小腿后区,昆仑(BL60)直上7寸,腓肠肌外下缘与跟腱移行处。

快速取穴: 依上法找到承山,再往下方外侧1横指处即是。

跗阳 BL59

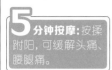

5分钟按摩: 按揉跗阳,可缓解头痛、腰腿痛。

—— 功效 ——

温经散寒,通络消肿,疏肝理气。

—— 主治 ——

腰、骶、髋、股后外疼痛,头痛。

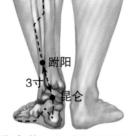

精准定位: 在小腿后区,昆仑(BL60)直上3寸,腓骨与跟腱之间。

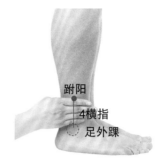

快速取穴: 平足外踝后方,向上4横指,按压有酸胀感处即是。

昆仑 BL60

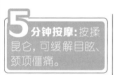

5分钟按摩: 按揉昆仑,可缓解目眩、颈项僵痛。

—— 功效 ——

舒筋活络,清热凉血,醒神定志。

—— 主治 ——

头痛,腰骶疼痛,外踝部红肿,足部生疮。

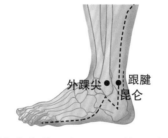

精准定位: 在踝区,外踝尖与跟腱之间的凹陷中。

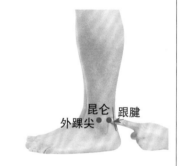

快速取穴: 正坐垂足着地,外踝尖与跟腱之间凹陷处即是。

仆参 BL61

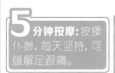

5分钟按摩: 按揉仆参,每天坚持,可缓解足跟痛。

—— 功效 ——

温经散寒,利水消肿,舒筋活络。

—— 主治 ——

膝关节炎,足跟痛,脚气,晕厥,癫痫。

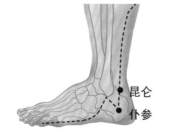

精准定位: 在跟区,昆仑(BL60)直下,跟骨外侧,赤白肉际处。

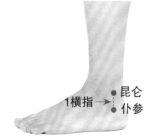

快速取穴: 先找到昆仑(BL60),垂直向下量1横指处即是。

申脉 BL62

5分钟按摩: 按揉申脉,可缓解失眠、头痛、眩晕。

—— 功效 ——
安神定志,清肝泻热,通经活络。

—— 主治 ——
失眠,癫痫,关节炎。

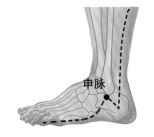
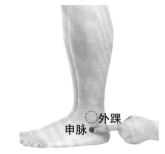

精准定位: 在踝区,外踝尖直下,外踝下缘与跟骨之间凹陷中。

快速取穴: 正坐垂足着地,外踝垂直向下可触及一凹陷,按压有酸胀感处即是。

金门 BL63

5分钟按摩: 按揉金门,可缓解足痛、头痛等疾病。

—— 功效 ——
温经散寒,缓急止痛,镇惊息风。

—— 主治 ——
足部扭伤,晕厥,小儿惊风,牙痛。

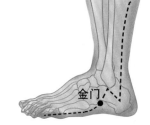
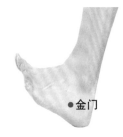

精准定位: 在足背,外踝前缘直下,第5跖骨粗隆后方,骰骨下缘凹陷中。

快速取穴: 正坐垂足着地,脚趾上翘可见一骨头凸起,外侧凹陷处即是。

京骨 BL64

5分钟按摩: 按揉京骨,可缓解足痛、头痛、目翳。

—— 功效 ——
涤痰息风,清肝明目,通络止痛。

—— 主治 ——
头痛,膝痛不可屈伸,鼻塞,小儿惊风。

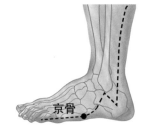
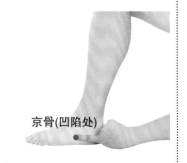

精准定位: 在跖区,第5跖骨粗隆前下方,赤白肉际处。

快速取穴: 沿小趾长骨往后推,可摸到一凸起,下方皮肤颜色深浅交界处即是。

束骨 BL65

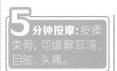

5分钟按摩: 按揉束骨,可缓解耳鸣、目眩、头痛。

──── 功效 ────

理气解郁,温经散寒,缓急止痛。

──── 主治 ────

头痛,目赤,耳聋,痔疮,下肢后侧痛。

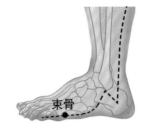

精准定位: 在跖区,第5跖趾关节的近端,赤白肉际处。

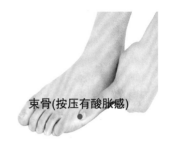

束骨(按压有酸胀感)

快速取穴: 沿小趾向上摸,摸到小趾与足部相连接的关节,关节后方皮肤颜色深浅交界处即是。

足通谷 BL66

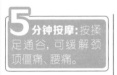

5分钟按摩: 按揉足通谷,可缓解颈项僵痛、腰痛。

──── 功效 ────

清热止血,醒脑定志,缓急止痛。

──── 主治 ────

头痛,头重,目眩,鼻塞,颈项痛。

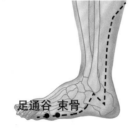

足通谷 束骨

精准定位: 在足趾,第5跖趾关节的远端,赤白肉际处。

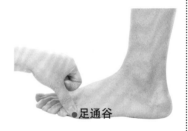

足通谷

快速取穴: 沿小趾向上摸,摸到小趾与足部相连接关节,关节前方皮肤颜色深浅交界处即是。

至阴 BL67

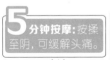

5分钟按摩: 按揉至阴,可缓解头痛。

──── 功效 ────

清热疏风,理气调血,正胎催产。

──── 主治 ────

头痛,失眠,鼻塞,腰腿痛,遗精,腰背疼痛。

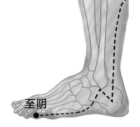

至阴

精准定位: 在足趾,小趾末节外侧,趾甲根角侧后方0.1寸(指寸)。

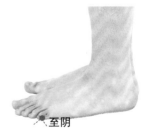

至阴

快速取穴: 足小趾外侧,趾甲外侧缘与下缘各作一切线,交点处即是。

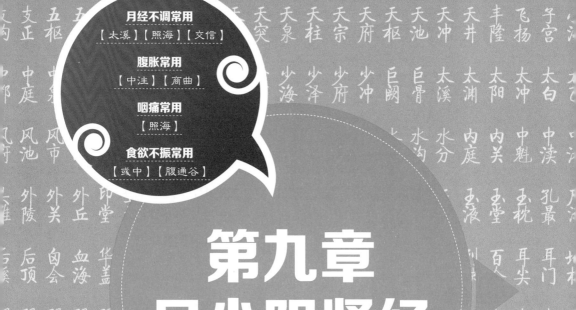

月经不调常用
【太溪】【照海】【交信】

腹胀常用
【中注】【商曲】

咽痛常用
【照海】

食欲不振常用
【彧中】【腹通谷】

第九章
足少阴肾经

穴位	首穴	末穴	联系主要脏腑
一侧 27 个，左右共 54 个	涌泉	俞府	肾、肝、肺、心、膀胱、舌、喉

经穴歌诀
少阴经穴二十七，涌泉然谷与太溪，大钟水泉与照海，
复溜交信筑宾派，阴谷膝内辅骨后，以上从足至膝求，
横骨大赫连气穴，四满中注肓俞脐，商曲石关阴都密，
通谷幽门一寸取，步廊神封膺灵墟，神藏彧中俞府毕。

足少阴肾经

起于足小趾之下，斜向足心（涌泉），出于舟骨粗隆下，沿内踝后，进入足跟，再向上行于腿肚内侧，出腘窝的内侧，向上行经股内后缘，通向脊柱（长强，属督脉），属于肾脏，联络膀胱。

肾脏部直行的脉

从肾向上通过肝和横膈，进入肺中，沿着喉咙，夹于舌根部。

肺部支脉

从肺部出来，联络心脏，流注于胸中，与手厥阴心包经相接。

主治证候

妇科病，前阴病，肾、肺、咽喉病及经脉循行部位的其他病症。如咯血，气喘，舌干，咽喉肿痛，水肿，大便秘结，泄泻，腰痛，脊股内后侧痛，萎软无力，足心热等病症。

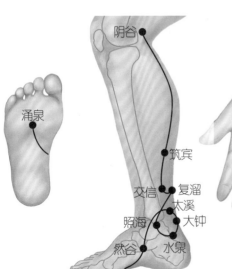

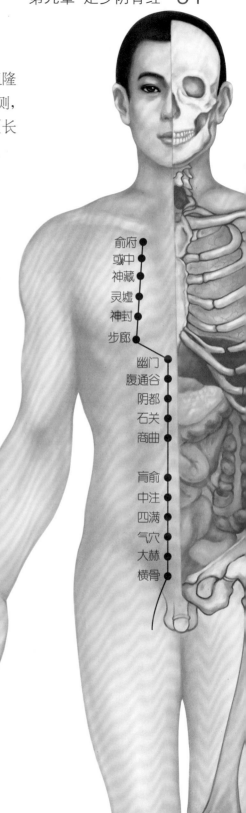

涌泉 KI1

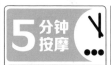

5分钟按摩

用力按揉涌泉,可缓解头晕、小便不利。

········功效········

补脾益肾,镇惊息风,疏肝理气。

········主治········

癫痫,头痛,头晕,咳嗽,咽喉肿痛,足心热,失眠,子宫下垂,低血压。

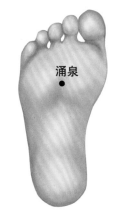

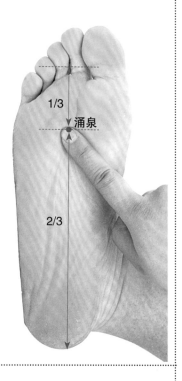

1/3

涌泉

2/3

精准定位: 在足底,屈足蜷趾时足心最凹陷处。

快速取穴: 蜷足,足底前 1/3 处可见有一凹陷,按压有酸痛感处即是。

然谷 KI2

5分钟按摩

用力按揉然谷,可缓解月经不调、阳痿、遗精。

········功效········

调补肝肾,固摄带脉,凉血止痉,祛风除湿。

········主治········

咽喉疼痛,心痛如针刺,咯血,遗精,阳痿,月经不调,胸胁胀满。

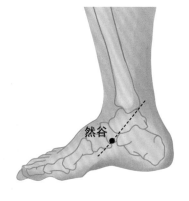

然谷

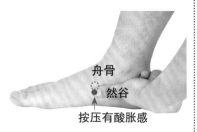

舟骨

然谷

按压有酸胀感

精准定位: 在足内侧,足舟骨粗隆下方,赤白肉际处。

快速取穴: 坐位垂足,内踝前下方明显骨性标志,即舟骨,前下方凹陷处即是。

太溪 KI3

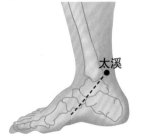

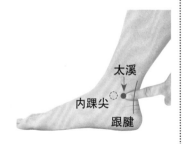

5分钟按摩：用力按揉太溪，可缓解头痛、眩晕。

········功效········

滋阴填精，温肾助阳，纳气平喘。

········主治········

不孕，失眠，慢性咽炎，耳鸣，哮喘。

精准定位：在踝区，内踝尖与跟腱之间的凹陷中。

快速取穴：坐位垂足，由足内踝尖向后推至与跟腱之间凹陷处即是。

大钟 KI4

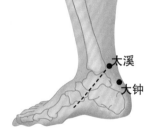

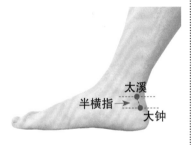

5分钟按摩：按揉大钟，可缓解便秘。

········功效········

滋补肝肾，醒神健脑，通络止痛。

········主治········

舌干，呕吐，胸胀，哮喘，便秘，尿潴留。

精准定位：在跟区，内踝后下方，跟骨上缘，跟腱附着部前缘凹陷中。

快速取穴：先找到太溪，向下半横指，再向后平推至凹陷处即是。

水泉 KI5

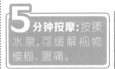

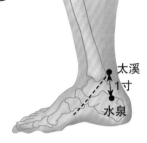

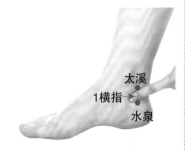

5分钟按摩：按揉水泉，可缓解视物模糊、腹痛。

········功效········

调补肝肾，温经散寒，理气止痛。

········主治········

小便不利，痛经，闭经，子宫脱垂，足跟痛。

精准定位：在跟区，太溪（KI3）直下1寸，跟骨结节内侧凹陷中。

快速取穴：先找到太溪，直下1横指，按压有酸胀感处即是。

照海 KI6

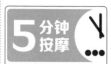

用拇指用力按揉照海,可用于缓解失眠、烦躁不守。

---功效---

清热利咽,温经散寒,养心安神。

---主治---

咽喉肿痛,气喘,便秘,月经不调,痛经,遗精,肾虚失眠。

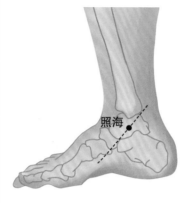

照海

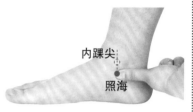

内踝尖

照海

精准定位:在踝区,内踝尖下1寸,内踝下缘边际凹陷中。

快速取穴:坐位垂足,由内踝尖垂直向下推,至下缘凹陷,按压有酸痛感处即是。

复溜 KI7

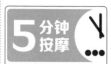

用拇指按揉复溜,每天坚持,可缓解腿肿。

---功效---

利湿除热,滋养肝肾,活络止痛。

---主治---

水肿,腹胀,腰脊强痛,盗汗,身热无汗,自汗。

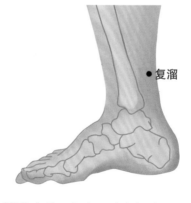

复溜

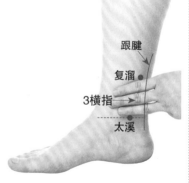

跟腱

复溜

3横指

太溪

精准定位:在小腿内侧,内踝尖上2寸,跟腱的前缘。

快速取穴:先找到太溪,直上3横指,跟腱前缘,按压有酸胀感处即是。

交信 KI8

—— 功效 ——

补脾益肾,温阳通便,消肿止痛。

—— 主治 ——

月经不调,尿潴留,大便难。

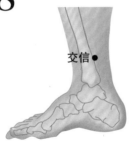

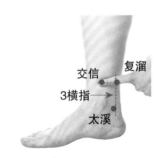

精准定位: 在小腿内侧,内踝尖上2寸,胫骨内侧缘后际凹陷中。

快速取穴: 先找到太溪,直上3横指,再前推至胫骨后凹陷处即是。

筑宾 KI9

—— 功效 ——

豁痰息风,降逆止呕,缓急止痛。

—— 主治 ——

腿软无力,小腿内侧痛,肾炎,膀胱炎。

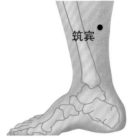

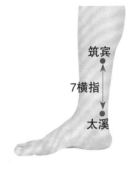

精准定位: 在小腿内侧,太溪(KI3)直上5寸,比目鱼肌与跟腱之间。

快速取穴: 先找到太溪,直上量7横指,按压有酸胀感处即是。

阴谷 KI10

—— 功效 ——

补益肝肾,温经散寒,醒脑定志。

—— 主治 ——

膝关节炎,小便难,遗精,阳痿,月经不调。

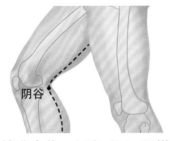

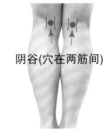

阴谷(穴在两筋间)

精准定位: 在膝后区,腘横纹上,半腱肌肌腱外侧缘。

快速取穴: 微屈膝,在腘窝横纹内侧可触及两条筋,两筋之间凹陷处即是。

横骨 KI11

········功效········

滋精固涩，温经散寒，补益心肾。

········主治········

腹胀，腹痛，小便不通，外生殖器肿痛，遗精，月经不调，盆腔炎，泄泻，便秘。

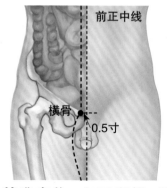

精准定位： 在下腹部，脐中下5寸，前正中线旁开0.5寸。

快速取穴： 仰卧，耻骨联合上缘，旁开半横指处即是。

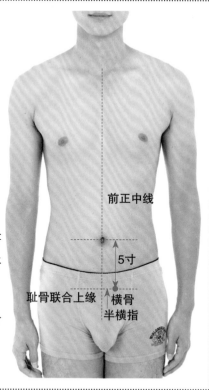

大赫 KI12

········功效········

调补肝肾，温经散寒，健脾利湿。

········主治········

遗精，早泄，月经不调，盆腔炎。

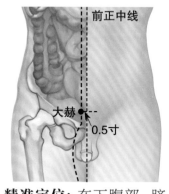

精准定位： 在下腹部，脐中下4寸，前正中线旁开0.5寸。

快速取穴： 仰卧，依上法找到横骨，向上1横指处即是。

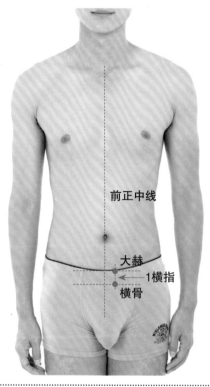

气穴 KI13

5分钟按摩： 按揉气穴，可缓解月经不调。

功效

调补肝肾，温经散寒，健脾利湿。

主治

月经不调，痛经，小便不通，遗精。

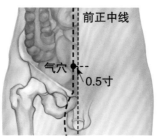

精准定位： 在下腹部，脐中下3寸，前正中线旁开0.5寸。

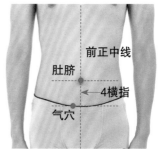

快速取穴： 仰卧，肚脐下4横指，再旁开半横指处即是。

四满 KI14

5分钟按摩： 按揉四满，可缓解小腹痛、遗精。

功效

健脾利湿，温经散寒，缓急止痛。

主治

痛经，不孕，遗尿，遗精，水肿，小腹痛。

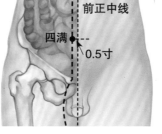

精准定位： 在下腹部，脐中下2寸，前正中线旁开0.5寸。

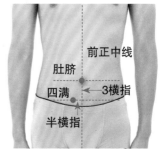

快速取穴： 仰卧，肚脐下3横指，再旁开半横指处即是。

中注 KI15

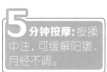

5分钟按摩： 按揉中注，可缓解阳痿、月经不调。

功效

补脾益肾，温经散寒，缓急止痛。

主治

呕吐，泄泻，痢疾，月经不调，腰腹疼痛。

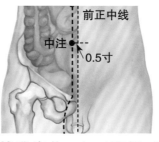

精准定位： 在下腹部，脐中下1寸，前正中线旁开0.5寸。

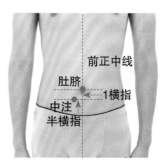

快速取穴： 仰卧，肚脐下1横指，再旁开半横指处即是。

肓俞 KI16

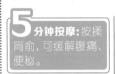

5分钟按摩: 按揉肓俞,可缓解腹痛、便秘。

---功效---

温经散寒,理气止痛,和胃止呕。

---主治---

腹痛绕脐,腹胀,呕吐,泄泻,痢疾,便秘。

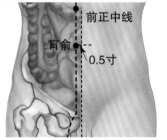

精准定位: 在腹中部,脐中旁开0.5寸。

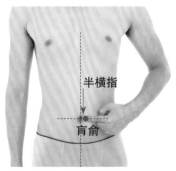

快速取穴: 仰卧,肚脐旁开半横指处即是。

商曲 KI17

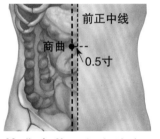

5分钟按摩: 按揉商曲,每天坚持,可缓解腹痛。

---功效---

温经散寒,理气止痛,健脾益气。

---主治---

腹痛绕脐,腹胀,呕吐,泄泻,痢疾,肠炎。

精准定位: 在上腹部,脐中上2寸,前正中线旁开0.5寸。

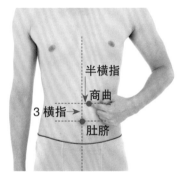

快速取穴: 仰卧,肚脐上3横指,再旁开半横指处即是。

石关 KI18

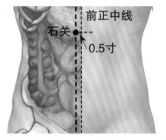

5分钟按摩: 按揉石关,可缓解腹胀、呕吐、呃逆。

---功效---

降逆止呕,温经散寒,温肾助阳。

---主治---

月经不调,恶露,胃痉挛,便秘,肠炎。

精准定位: 在上腹部,脐中上3寸,前正中线旁开0.5寸。

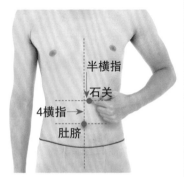

快速取穴: 仰卧,肚脐上4横指,再旁开半横指处即是。

阴都 KI19

---- 功效 ----

温肾助阳,温经散寒,
健脾益气。

---- 主治 ----

腹胀,肠鸣,腹痛,
胃脘胀痛,呕吐。

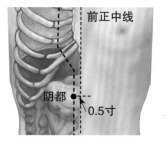

精准定位: 在上腹部,脐中上4寸,前正中线旁开0.5寸。

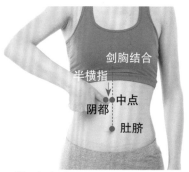

快速取穴: 仰卧,剑胸结合与肚脐连线中点,再旁开半横指处即是。

腹通谷 KI20

---- 功效 ----

温经散寒,理气止痛,
和胃止呕。

---- 主治 ----

腹痛,腹胀,呕吐,
胸痛,心痛,心悸。

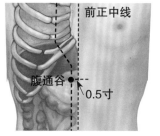

精准定位: 在上腹部,脐中上5寸,前正中线旁开0.5寸。

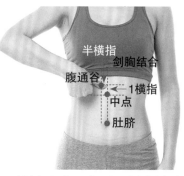

快速取穴: 仰卧,剑胸结合与肚脐连线中点,直上1横指,再旁开半横指处即是。

幽门 KI21

---- 功效 ----

温经散寒,理气止痛,
温阳固涩。

---- 主治 ----

妊娠呕吐,胃痛,胃溃疡,
乳腺炎,泄泻,痢疾。

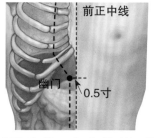

精准定位: 在上腹部,脐中上6寸,前正中线旁开0.5寸。

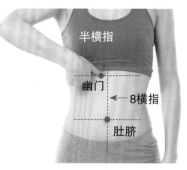

快速取穴: 仰卧,肚脐上8横指,再旁开半横指处即是。

步廊 KI22

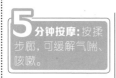

5分钟按摩：按揉步廊，可缓解气喘、咳嗽。

—— 功效 ——

止咳平喘，宽胸理气，清热解毒。

—— 主治 ——

咳嗽，哮喘，胸痛，鼻塞，急、慢性胃炎。

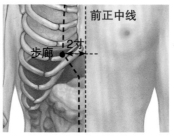

精准定位：在胸部，第5肋间隙，前正中线旁开2寸。

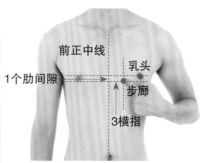

快速取穴：自乳头向下摸1个肋间隙，由前正中线旁开3横指处即是。

神封 KI23

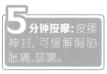

5分钟按摩：按揉神封，可缓解胸胁胀痛、咳嗽。

—— 功效 ——

止咳平喘，疏肝理气，化积消滞。

—— 主治 ——

咳嗽，胸痛，乳腺炎，肋间神经痛，胸膜炎。

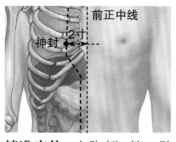

精准定位：在胸部，第4肋间隙，前正中线旁开2寸。

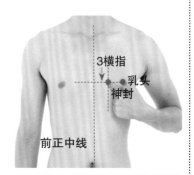

快速取穴：平乳头的肋间隙中，由前正中线旁开3横指处即是。

灵墟 KI24

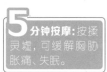

5分钟按摩：按揉灵墟，可缓解胸胁胀痛、失眠。

—— 功效 ——

疏风止咳，祛痰平喘，消肿散结。

—— 主治 ——

哮喘，胸痛，乳痛，肋间神经痛，胸膜炎。

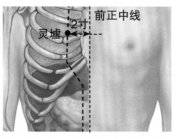

精准定位：在胸部，第3肋间隙，前正中线旁开2寸。

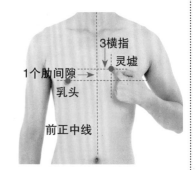

快速取穴：自乳头垂直向上推1个肋间隙，肋间隙中，由前正中线旁开3横指处即是。

神藏 KI25

········· 功效 ·········

止咳平喘,理气止痛,健脾和胃。

········· 主治 ·········

胸痛,支气管炎,呕吐,肋间神经痛,胸膜炎。

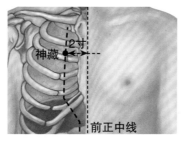

精准定位: 在胸部,第2肋间隙,前正中线旁开2寸。

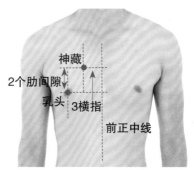

快速取穴: 自乳头垂直向上推2个肋间隙,该肋间隙中,由前正中线旁开3横指处即是。

彧中 KI26

········· 功效 ·········

止咳平喘,理气除满,健脾开胃。

········· 主治 ·········

咳嗽,哮喘,胸胁胀满,食欲不振,胸膜炎。

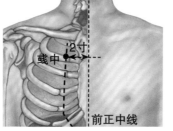

精准定位: 在胸部,第1肋间隙,前正中线旁开2寸。

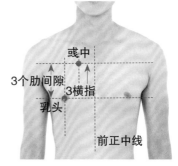

快速取穴: 自乳头垂直向上推3个肋间隙,该肋间隙中,由前正中线旁开3横指处即是。

俞府 KI27

········· 功效 ·········

止咳平喘,理气止痛,健脾和胃。

········· 主治 ·········

胸胁胀满,食欲不振,肋间神经痛,胸膜炎。

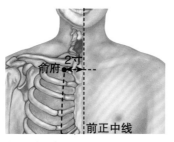

精准定位: 在胸部,锁骨下缘,前正中线旁开2寸。

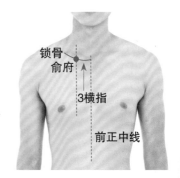

快速取穴: 锁骨下可触及一凹陷,在此凹陷中,前正中线旁开3横指处即是。

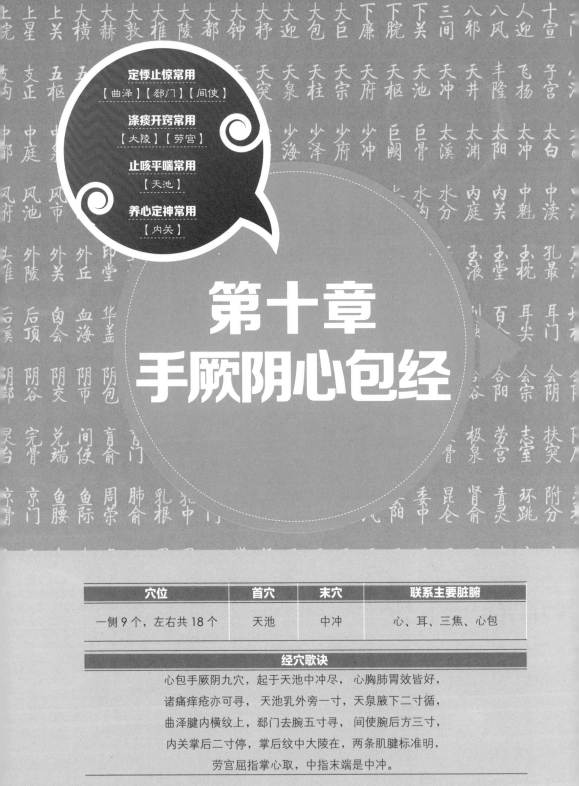

定悸止惊常用
【曲泽】【郄门】【间使】

涤痰开窍常用
【大陵】【劳宫】

止咳平喘常用
【天池】

养心定神常用
【内关】

第十章
手厥阴心包经

穴位	首穴	末穴	联系主要脏腑
一侧 9 个，左右共 18 个	天池	中冲	心、耳、三焦、心包

经穴歌诀

心包手厥阴九穴，起于天池中冲尽， 心胸肺胃效皆好，

诸痛痒疮亦可寻， 天池乳外旁一寸， 天泉腋下二寸循，

曲泽腱内横纹上， 郄门去腕五寸寻， 间使腕后方三寸，

内关掌后二寸停， 掌后纹中大陵在， 两条肌腱标准明，

劳宫屈指掌心取， 中指末端是中冲。

手厥阴心包经

起于胸中，出属心包络，向下通过横膈，从胸至腹依次联络上、中、下三焦。

胸部支脉

沿胸中，出于胁部，至腋下 3 寸处(天池)，上行抵腋窝中，沿上臂内侧，行于手太阴和手少阴之间，进入肘窝中，向下行于前臂两筋的中间；进入掌中，沿着中指到指端(中冲)。

掌中支脉

从劳宫分出，沿无名指到指端(关冲)，与手少阳三焦经相接。

主治证候

心、胸、胃、神志病以及经脉循行部位的其他病症，如心痛，胸闷，心悸，心烦，腋肿，肘臂挛急等症。

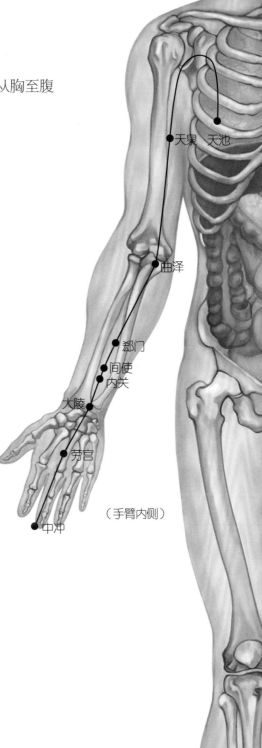

天泉　天池

曲泽

郄门

间使
内关

大陵

劳宫

中冲

（手臂内侧）

天池 PC1

用食指按揉天池，可缓解胸闷、咳嗽、气喘。

功效

止咳平喘，疏肝理气，养心安神。

主治

咳嗽、哮喘、呕吐、胸痛，胸闷，乳汁分泌不足，乳腺炎。

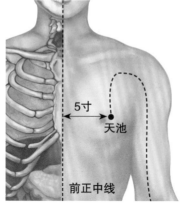

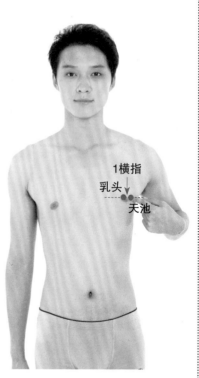

精准定位： 在胸部，第4肋间隙，前正中线旁开5寸。

快速取穴： 仰卧，自乳头沿水平线向外侧旁开1横指，按压有酸胀感处即是。

天泉 PC2

用食指按揉天泉，可缓解咳嗽、心悸。

功效

宣肺止咳，疏肝理气，通络止痛。

主治

心绞痛，咳逆，上臂内侧痛，胸胁胀满，胸背痛。

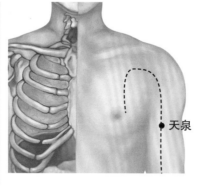

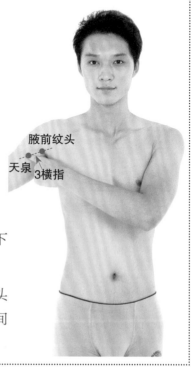

精准定位： 在臂前区，腋前纹头下2寸，肱二头肌的长、短头之间。

快速取穴： 伸肘仰掌，腋前纹头直下3横指，在肱二头肌肌腹间隙中，按压有酸胀感处即是。

曲泽 PC3

分钟按摩：按揉
曲泽，可缓解心痛、
心悸、咯血。

—— 功效 ——

通脉止痛，健脾和胃，
清热解毒。

—— 主治 ——

胃脘痛，呕吐，腹泻，
心悸，肘臂挛痛不伸。

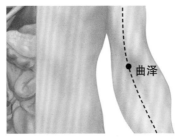
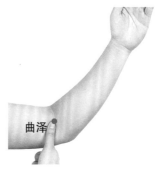

精准定位： 在肘前区，肘横纹上，肱二头肌腱的尺侧缘凹陷中。

快速取穴： 肘微弯，肘弯里可摸到一条大筋，其内侧横纹上可触及凹陷处即是。

郄门 PC4

分钟按摩：按揉
郄门，可缓解心痛、
心悸。

—— 功效 ——

定悸止惊，涤痰开窍，
凉血止血。

—— 主治 ——

心绞痛，心悸，呕血，
鼻塞，乳腺炎。

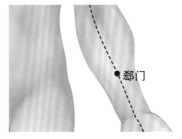
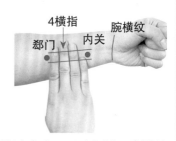

精准定位： 在前臂前区，腕掌侧远端横纹上5寸，掌长肌腱与桡侧腕屈肌腱之间。

快速取穴： 屈腕握拳，腕横纹向上3横指，两索状筋之间是内关，向上4横指处即是。

间使 PC5

分钟按摩：按揉
间使，可缓解心痛、
呕吐。

—— 功效 ——

定悸止惊，清热利湿，
宽胸和胃。

—— 主治 ——

心悸，心痛，胃痛，
呕吐，荨麻疹。

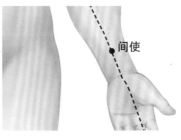
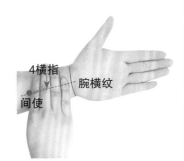

精准定位： 在前臂前区，腕掌侧远端横纹上3寸，掌长肌腱与桡侧腕屈肌腱之间。

快速取穴： 微屈腕，从腕横纹向上4横指，两条索状大筋之间即是。

内关 PC6

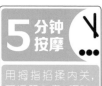

5分钟按摩

用拇指掐揉内关，可缓解心痛、呕吐、晕车。

---功效---

宽胸理气，和胃降逆，养心定神。

---主治---

心痛，心悸，失眠，胃脘痛，呕吐，呃逆，晕车，小儿惊风，低血压，高血压，心脏病。

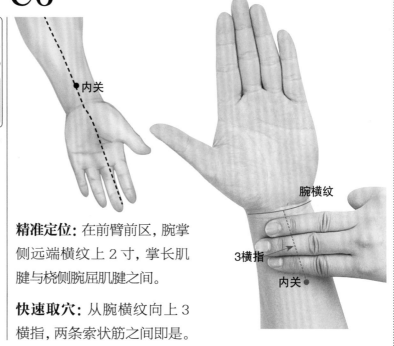

精准定位： 在前臂前区，腕掌侧远端横纹上 2 寸，掌长肌腱与桡侧腕屈肌腱之间。

快速取穴： 从腕横纹向上 3 横指，两条索状筋之间即是。

大陵 PC7

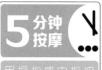

5分钟按摩

用拇指或中指按揉大陵，可缓解心绞痛。

---功效---

涤痰开窍，和胃降逆，清热凉血。

---主治---

心痛，胃痛，呕吐，口臭，腕关节痛，吐血。

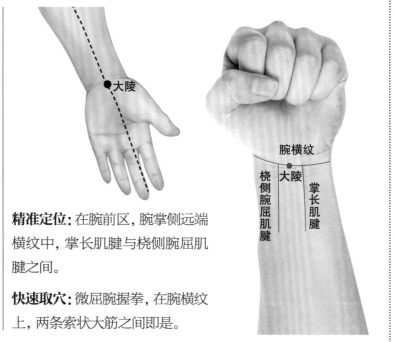

精准定位： 在腕前区，腕掌侧远端横纹中，掌长肌腱与桡侧腕屈肌腱之间。

快速取穴： 微屈腕握拳，在腕横纹上，两条索状大筋之间即是。

劳宫 PC8

5分钟按摩

用拇指按揉劳宫,
可缓解食欲不振。

·········功效·········

涤痰开窍,和胃降
逆,清热凉血。

·········主治·········

黄疸,食欲不振,
手指麻木,高血压,
小儿惊风。

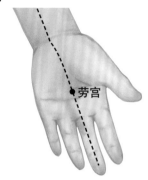

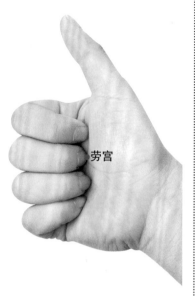

精准定位: 在掌区,横平第 3
掌指关节近端,第 2、3 掌骨
之间偏于第 3 掌骨。

快速取穴: 握拳屈指,中指指
尖所指掌心处,按压有酸痛
感处即是。

中冲 PC9

5分钟按摩

用拇指指尖掐按
中冲,可缓解热病
昏迷。

·········功效·········

涤痰开窍,清热消肿,
苏厥醒神。

·········主治·········

心痛,心烦,晕厥,
中暑,高血压,耳鸣,
耳聋,小儿夜啼,
小儿惊风。

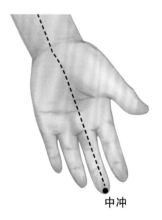

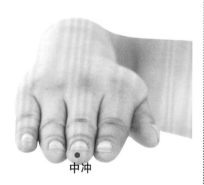

精准定位: 在手指,中指末端最
高点。

快速取穴: 俯掌,在中指尖端的中
央取穴。

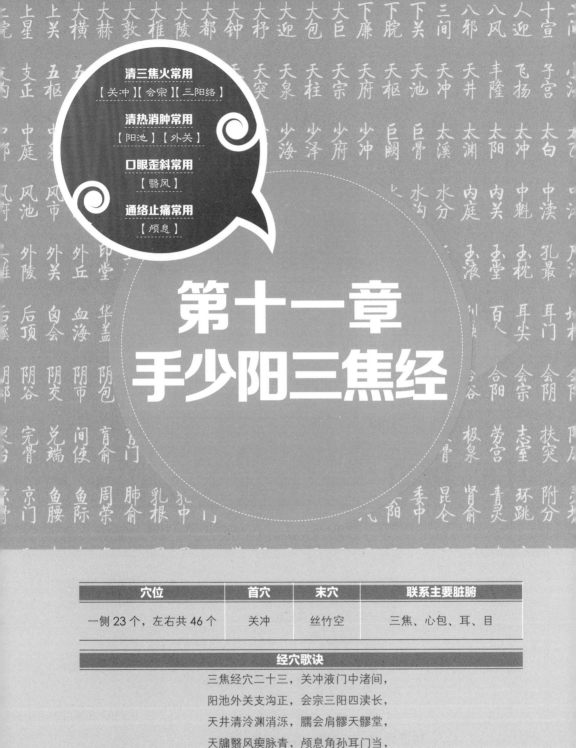

清三焦火常用
【关冲】【会宗】【三阳络】

清热消肿常用
【阳池】【外关】

口眼歪斜常用
【翳风】

通络止痛常用
【颅息】

第十一章
手少阳三焦经

穴位	首穴	末穴	联系主要脏腑
一侧 23 个，左右共 46 个	关冲	丝竹空	三焦、心包、耳、目

经穴歌诀
三焦经穴二十三，关冲液门中渚间， 阳池外关支沟正，会宗三阳四渎长， 天井清冷渊消泺，臑会肩髎天髎堂， 天牖翳风瘛脉青，颅息角孙耳门当， 和髎耳前发际边，丝竹空在眉外藏。

手少阳三焦经

起于无名指末端(关冲),向上行于小指与无名指之间,沿着手背,出于前臂外侧桡骨和尺骨之间;向上通过肘尖,沿上臂外侧,上达肩部,交出足少阳经的后面;向上进入缺盆部,分布于胸中,散络于心包;向下通过横膈,从胸至腹,属上、中、下三焦。

胸部支脉

从胸上行,出于缺盆部,上走颈外侧,从耳下绕到耳后,经耳上角,然后屈曲向下到面颊,直达眼眶下部。

耳部支脉

从耳后进入耳中,出走耳前,与前脉交叉于面颊部,到达外眼角,与足少阳胆经相接。

主治证候

头、耳、目、胸胁、咽喉病,热病以及经脉循行部位的其他病症,如腹胀,水肿,遗尿,小便不利,耳鸣,耳聋,咽喉肿痛,目赤肿痛,颊肿,耳后、肩臂肘部外侧疼痛等症。

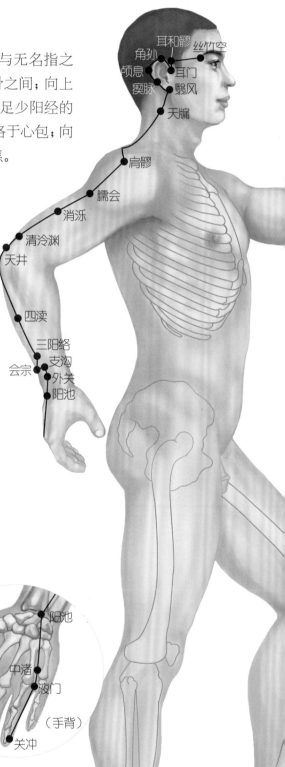

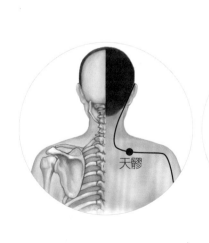

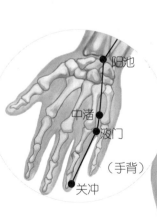

关冲 TE1

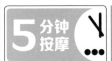

...... 功效 ......

清肝泻火,通络止痛,
清泻风热。

...... 主治 ......

寒热头痛,偏头痛,
耳鸣,耳聋,热病汗
不出,咽喉肿痛,
视物不明,肘痛。

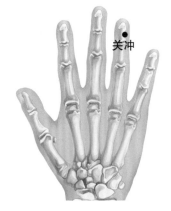

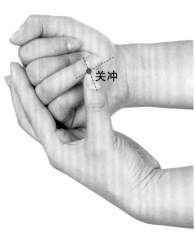

精准定位: 在手指,第4指
末节尺侧,指甲根角侧上方
0.1寸(指寸)。

快速取穴: 沿无名指指甲底部
与侧缘引线的交点处即是。

液门 TE2

...... 功效 ......

清热利咽,清肝泻火,
通络止痛。

...... 主治 ......

手背红肿,五指拘挛,
腕部无力,前臂疼痛,
热病汗不出,寒热头痛,
中暑昏迷。

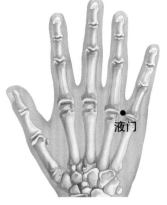

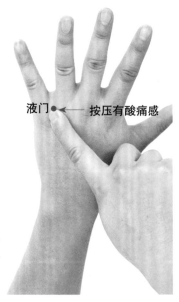

液门 ← 按压有酸痛感

精准定位: 在手背,第4、5指间,
指蹼缘上方赤白肉际凹陷中。

快速取穴: 抬臂俯掌,手背部第4、
5指指缝间掌指关节前可触及一
凹陷处即是。

中渚 TE3

···· 功效 ····

通络止痛，清肝泻火，
清热利咽。

···· 主治 ····

前臂疼痛，热病汗不出，
头痛，目眩，耳鸣。

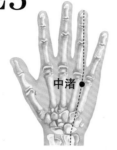

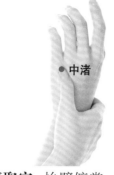

精准定位：在手背，第4、5掌骨间，第4掌指关节近端凹陷中。

快速取穴：抬臂俯掌，手背部第4、5指指缝间掌指关节后，可触及一凹陷处即是。

阳池 TE4

···· 功效 ····

清热消肿，活血通络，
养阴生津。

···· 主治 ····

腕关节红肿不得屈伸，
前臂及肘部疼痛。

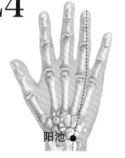

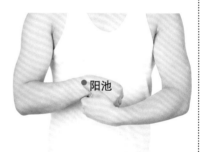

精准定位：在腕后区，腕背侧远端横纹上，指伸肌腱的尺侧缘凹陷中。

快速取穴：抬臂垂腕，背面，由第4掌骨向上推至腕关节横纹，可触及凹陷处即是。

外关 TE5

···· 功效 ····

清热消肿，散瘀止痛，
养阴生津。

···· 主治 ····

头痛，目赤，耳聋，
耳鸣，喉痹，肩周炎。

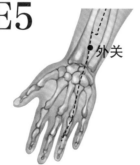

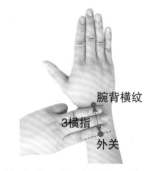

精准定位：在前臂后区，腕背侧远端横纹上2寸，尺骨与桡骨间隙中点。

快速取穴：抬臂俯掌，腕背横纹中点直上3横指，前臂两骨之间的凹陷处即是。

支沟 TE6

---功效---

疏肝理气，活血止痛，养阴生津。

---主治---

胸胁痛，便秘，闭经，心绞痛，上肢麻痹。

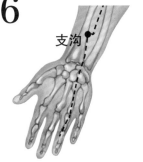

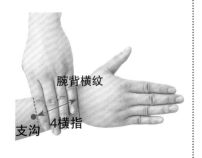

精准定位： 在前臂后区，腕背侧远端横纹上3寸，尺骨与桡骨间隙中点。

快速取穴： 抬臂俯掌，掌腕背横纹中点直上4横指，前臂两骨之间的凹陷处即是。

会宗 TE7

---功效---

清肝泻火，化痰开窍，温通经脉。

---主治---

偏头痛，耳鸣，耳聋，咳喘胸满。

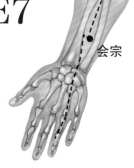

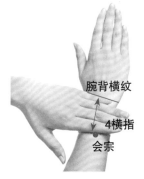

精准定位： 在前臂后区，腕背侧远端横纹上3寸，尺骨桡侧缘。

快速取穴： 腕背横纹中点直上4横指，尺骨桡侧，大拇指侧按压有酸胀感处即是。

三阳络 TE8

---功效---

清肝泻火，疏风清热，通络止痛。

---主治---

前臂及肘部酸痛不举，脑血管病后遗症。

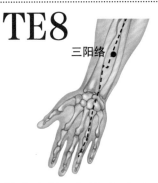

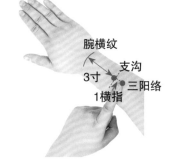

精准定位： 在前臂后区，腕背侧远端横纹上4寸，尺骨与桡骨间隙中点。

快速取穴： 先找到支沟，直上1横指，前臂两骨之间凹陷处即是。

四渎 TE9

—— 功效 ——

清肝泻火,疏风清热,
通络止痛。

—— 主治 ——

前臂或肘关节痛,
耳鸣,下牙痛,眼疾。

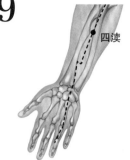

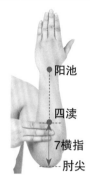

精准定位: 在前臂后区,肘尖(EX-UE1)下5寸,尺骨与桡骨间隙中点。

快速取穴: 先找到阳池,其与肘尖连线上,肘尖下7横指处即是。

天井 TE10

—— 功效 ——

疏肝散结,清肝泻火,
豁痰开窍。

—— 主治 ——

前臂及肘部酸痛不举,
落枕,偏头痛。

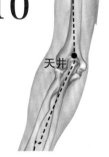

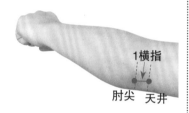

精准定位: 在肘后区,肘尖(EX-UE1)上1寸凹陷中。

快速取穴: 屈肘,肘尖直上1横指的凹陷处即是。

清泠渊 TE11

—— 功效 ——

活血化瘀,利胆退黄,
通络止痛。

—— 主治 ——

前臂及肩背部酸痛不举,
头痛,目黄。

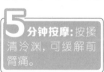

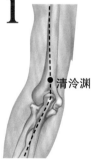

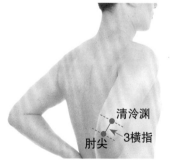

精准定位: 在臂后区,肘尖(EX-UE1)与肩峰角连线上,肘尖(EX-UE1)上2寸。

快速取穴: 屈肘,肘尖直上3横指凹陷处即是。

消泺 TE12

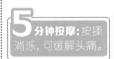

5分钟按摩: 按揉消泺,可缓解头痛。

······ 功效 ······

清热泻火,活血化瘀,通络止痛。

······ 主治 ······

颈项强急肿痛,臂痛,头痛,头晕,齿痛。

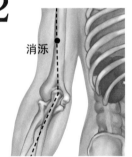

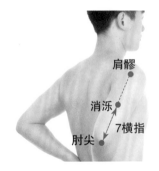

精准定位: 在臂后区,肘尖(EX-UE1)与肩峰角连线上,肘尖(EX-UE1)上5寸。

快速取穴: 先取肩髎,其与肘尖连线上,肘尖上7横指处即是。

臑会 TE13

5分钟按摩: 按揉臑会,可缓解肩臂痛。

······ 功效 ······

清热泻火,活血化瘀,通络止痛。

······ 主治 ······

肩胛肿痛,肩臂酸痛,甲状腺肿大。

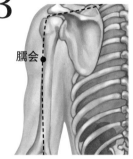

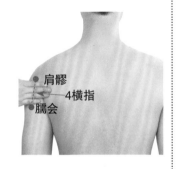

精准定位: 在臂后区,肩峰角下3寸,三角肌的后下缘。

快速取穴: 先找到肩髎,其与肘尖连线上,肩髎下4横指处即是。

肩髎 TE14

5分钟按摩: 按揉肩髎,可缓解肩臂痛。

······ 功效 ······

清热泻火,活血化瘀,通络止痛。

······ 主治 ······

肩周炎,肩臂酸痛。

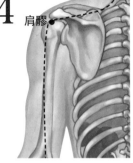

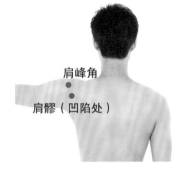

精准定位: 在三角肌区,肩峰角与肱骨大结节两骨间凹陷中。

快速取穴: 外展上臂,肩峰后下方呈现凹陷处即是。

天髎 TE15

5分钟按摩: 按揉天髎,可缓解肩背痛、落枕。

—— 功效 ——
疏风通络,活血化瘀,缓急止痛。

—— 主治 ——
颈椎病,颈项僵硬疼痛,肩臂痛,落枕。

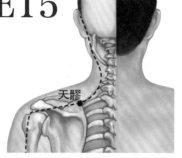

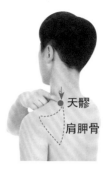

精准定位: 在肩胛区,肩胛骨上角骨际凹陷中。

快速取穴: 肩胛部,肩胛骨上角的凹陷处即是。

天牖 TE16

5分钟按摩: 按揉天牖,可缓解颈痛、偏头痛。

—— 功效 ——
平肝息风,活血化瘀,通络止痛。

—— 主治 ——
头痛,头晕,颈项僵硬,目痛,咽喉肿痛。

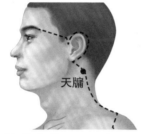

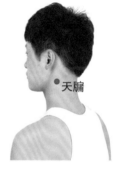

精准定位: 在颈部,横平下颌角,胸锁乳突肌的后缘凹陷中。

快速取穴: 找到下颌角,胸锁乳突肌后缘,平下颌角的凹陷处即是。

翳风 TE17

5分钟按摩: 按揉翳风,可缓解口噤不开。

—— 功效 ——
清热泻火,疏肝散结,祛风通络。

—— 主治 ——
中耳炎,口眼歪斜,牙关紧闭,三叉神经痛。

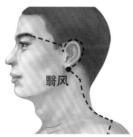

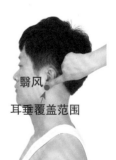

精准定位: 在颈部,耳垂后方,乳突下端前方凹陷中。

快速取穴: 头偏向一侧,将耳垂下压,所覆盖范围中的凹陷处即是。

瘛脉 TE18

5分钟按摩：按揉瘛脉，可缓解头痛、耳鸣。

—— 功效 ——

镇惊息风，通络止痛，豁痰开窍。

—— 主治 ——

头痛，耳鸣，近视，小儿惊风。

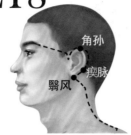

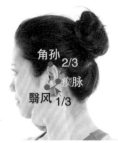

精准定位：在头部，乳突中央，角孙（TE20）至翳风（TE17）沿耳轮弧形连线的上 2/3 与下 1/3 交点处。

快速取穴：翳风和角孙沿耳轮后缘作弧形连线，连线中、下 1/3 交点处即是。

颅息 TE19

5分钟按摩：按揉颅息，可缓解偏头痛、耳鸣。

—— 功效 ——

通络止痛，镇惊息风，豁痰开窍。

—— 主治 ——

偏头痛，小儿惊风，呕吐，耳鸣，视网膜出血。

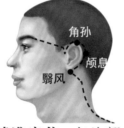

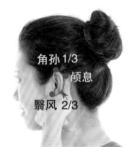

精准定位：在头部，角孙（TE20）至翳风（TE17）沿耳轮弧形连线的上 1/3 与下 2/3 交点处。

快速取穴：翳风和角孙之间沿耳轮后缘作弧线连线，连线上、中 1/3 交点处即是。

角孙 TE20

5分钟按摩：按揉角孙，可缓解头痛、耳鸣、眩晕。

—— 功效 ——

清肝泻火，明目消肿，散风止痛。

—— 主治 ——

耳鸣，目赤肿痛，齿痛，头痛，眩晕。

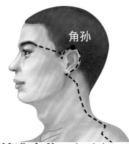

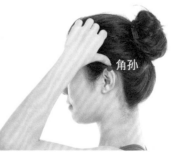

精准定位：在头部，耳尖正对发际处。

快速取穴：在头部，将耳郭折叠向前，找到耳尖，耳尖直上入发际处即是。

耳门 TE21

5分钟按摩: 按揉耳门，可缓解牙痛、耳鸣。

···· 功效 ····

平肝息风，化痰开窍，清热泻火。

···· 主治 ····

耳鸣，耳聋，中耳炎，牙痛，下颌关节炎。

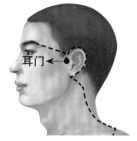

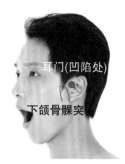

精准定位: 在耳区，耳屏上切迹与下颌骨髁突之间的凹陷中。

快速取穴: 耳屏上缘的前方，张口有凹陷处即是。

耳和髎 TE22

5分钟按摩: 按揉耳和髎，可缓解耳鸣。

···· 功效 ····

化痰开窍，祛风通络，清热泻火。

···· 主治 ····

牙关紧闭，口眼歪斜，头痛，耳鸣。

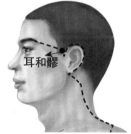

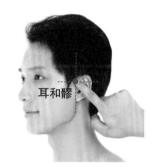

精准定位: 在头部，鬓发后缘，耳郭根的前方，颞浅动脉的后缘。

快速取穴: 在头侧部，鬓发后缘作垂直线，耳郭根部作水平线，二者交点处即是。

丝竹空 TE23

5分钟按摩: 招揉丝竹空，可缓解牙痛、头晕。

···· 功效 ····

清热消肿，散瘀止痛，息风明目。

···· 主治 ····

头痛，牙痛，视力模糊，目眩，眼睑𥉉动，癫痫。

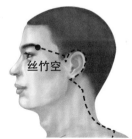

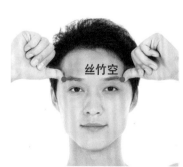

精准定位: 在面部，眉梢凹陷中。

快速取穴: 在面部，眉毛外侧缘眉梢凹陷处即是。

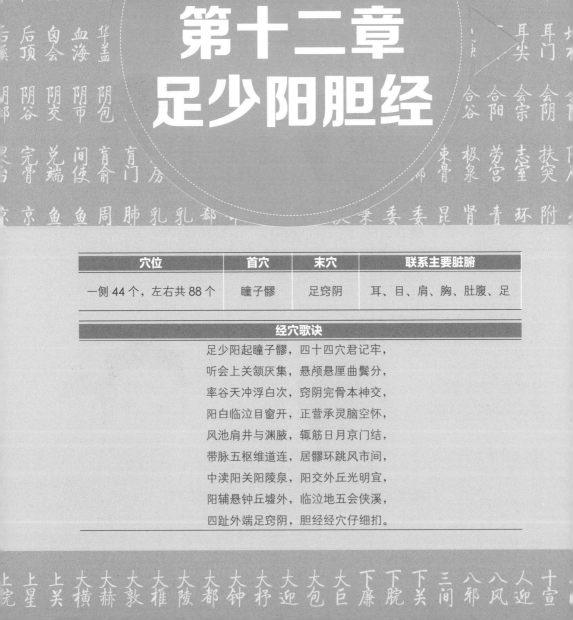

头痛头胀常用
【悬颅】【悬厘】【天冲】

颈肩疼痛常用
【风池】【肩井】

腰腿痛常用
【环跳】【阳陵泉】

痛连腰腹常用
【带脉】

第十二章
足少阳胆经

穴位	首穴	末穴	联系主要脏腑
一侧44个，左右共88个	瞳子髎	足窍阴	耳、目、肩、胸、肚腹、足

经穴歌诀

足少阳起瞳子髎，四十四穴君记牢，

听会上关颔厌集，悬颅悬厘曲鬓分，

率谷天冲浮白次，窍阴完骨本神交，

阳白临泣目窗开，正营承灵脑空怀，

风池肩井与渊腋，辄筋日月京门结，

带脉五枢维道连，居髎环跳风市间，

中渎阳关阳陵泉，阳交外丘光明宜，

阳辅悬钟丘墟外，临泣地五会侠溪，

四趾外端足窍阴，胆经经穴仔细扪。

足少阳胆经

起于目外眦，上行至额角，下行至耳后；沿颈旁，行于手少阳三焦经之前；至肩上，交出手少阳三焦经之后，向下进入缺盆。

耳部支脉

从耳后进入耳中，出走耳前，至目外眦后方。

外眦部支脉

从目外眦分出，下走大迎，会合手少阳经到达目眶下，下行经颊车，由颈部向下会合前脉于缺盆，然后向下进入胸中，通过横膈，联络肝脏，属胆。沿胁肋内，出于少腹两侧腹股沟动脉部，绕阴部毛际，横行入髋关节部（环跳）。

缺盆部支脉

从缺盆下行腋下，沿侧胸，经季胁，下行会合前脉于髋关节部，再向下沿大腿外侧、膝外侧，下出外踝前面，沿足背部，进入第四趾外侧端（足窍阴）。

足背部支脉

从足临泣处分出，沿第1、2跖骨之间，出入大趾端（大敦），与足厥阴肝经相接。

主治证候

头、目、耳、咽喉病，神志病，热病以及经脉循行部位的其他病症，如口苦，目眩，疟疾，头痛，额痛，下肢外侧痛，足外侧痛，足外侧发热等症。

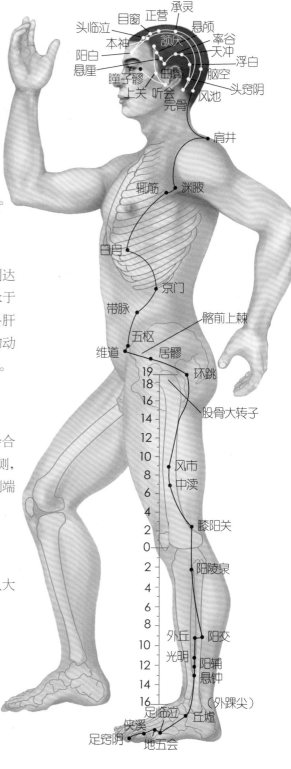

瞳子髎 GB1

招揉瞳子髎,可缓解各种目疾。

---- 功效 ----

清热消肿,散瘀止痛,祛风明目。

---- 主治 ----

头痛眩晕,口眼歪斜,目痛,三叉神经痛,视力模糊,迎风流泪,青少年近视。

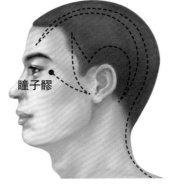

瞳子髎

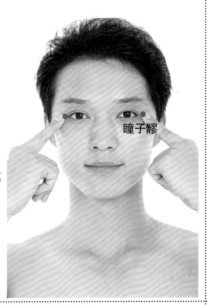

瞳子髎

精准定位: 在面部,目外眦外侧 0.5 寸凹陷中。

快速取穴: 正坐,目外眦旁,眼眶外侧缘处即是。

听会 GB2

招揉听会,可缓解耳鸣、耳聋。

---- 功效 ----

开窍聪耳,清热止痛,祛风通络。

---- 主治 ----

头痛眩晕,口眼歪斜,颞下颌关节炎,耳鸣,耳聋。

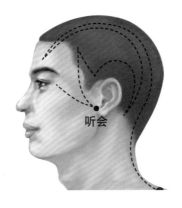

听会

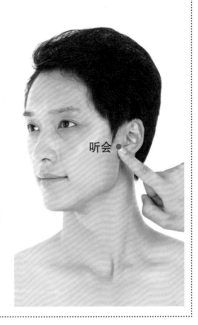

听会

精准定位: 在面部,耳屏间切迹与下颌骨髁突之间的凹陷中。

快速取穴: 正坐,耳屏下缘前方,张口有凹陷处即是。

上关 GB3

5分钟按摩:掐揉
上关,可缓解耳鸣、
颞下颌关节炎。

—— 功效 ——

开窍聪耳,镇肝息风,
清热泻火。

—— 主治 ——

头痛,牙痛,口眼歪斜,
耳鸣,耳聋。

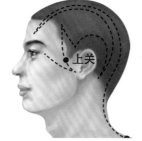

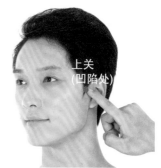

精准定位: 在面部,颧弓上
缘中央凹陷中。

快速取穴: 正坐,耳屏往前
2横指,耳前颧骨弓上缘凹
陷处即是。

颔厌 GB4

5分钟按摩:按揉
颔厌,可缓解偏头
痛等。

—— 功效 ——

清热开窍,平肝息风,
通络止痛。

—— 主治 ——

眩晕,偏头痛,
颈项痛,耳鸣。

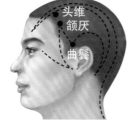

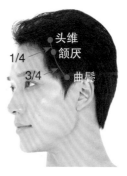

精准定位: 从头维(ST8)至
曲鬓(GB7)的弧形连线(其
弧度与鬓发弧度相应)的上
1/4与下3/4的交点处。

快速取穴: 先找到头维和
曲鬓,两穴连线,上1/4处
即是。

悬颅 GB5

5分钟按摩:按揉
悬颅,可缓解偏头
痛、目外眦痛。

—— 功效 ——

清热消肿,豁痰开窍,
散瘀止痛。

—— 主治 ——

偏头痛,目外眦红肿,
鼻炎,牙痛,身热。

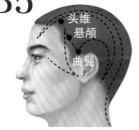

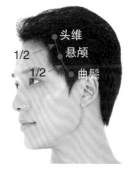

精准定位: 在头部,从头维
(ST8)至曲鬓(GB7)的弧
形连线(其弧度与鬓发弧度
相应)的中点处。

快速取穴: 先找到头维和曲
鬓,两穴连线,中点处即是。

悬厘 GB6

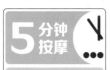

5分钟按摩

按揉悬厘,可缓解偏头痛、目外眦痛。

········ 功效 ········

清热消肿,散瘀止痛,镇肝息风。

········ 主治 ········

耳鸣,牙痛,头痛,眩晕,食欲不振,三叉神经痛。

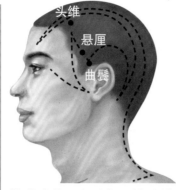

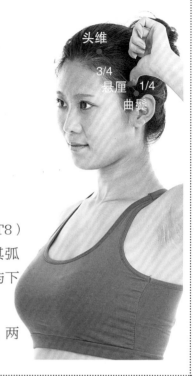

精准定位: 在头部,从头维(ST8)至曲鬓(GB7)的弧形连线(其弧度与鬓发弧度相应)的上3/4与下1/4的交点处。

快速取穴: 先找到头维和曲鬓,两穴连线,下1/4处即是。

曲鬓 GB7

5分钟按摩

按揉曲鬓,可缓解偏头痛、口噤。

········ 功效 ········

清热止痛,活血通络,化痰开窍。

········ 主治 ········

偏头痛,牙痛,口眼歪斜,颈项强痛不得回顾,视网膜出血。

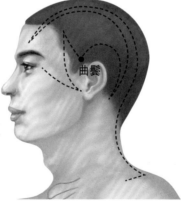

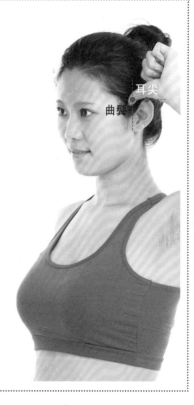

精准定位: 在头部,耳前鬓角发际后缘与耳尖水平线的交点处。

快速取穴: 在耳前鬓角发际后缘作垂直线,与耳尖水平线相交处即是。

率谷 GB8

5分钟按摩: 按揉率谷,可缓解偏头痛、呕吐。

功效

镇肝息风,活血通络,化痰开窍。

主治

三叉神经痛,偏头痛,小儿惊风,呕吐。

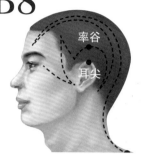

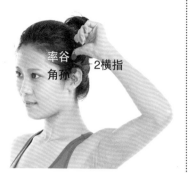

精准定位: 在头部,耳尖直上入发际 1.5 寸。

快速取穴: 先找到角孙,直上 2 横指处即是。

天冲 GB9

5分钟按摩: 按揉天冲,可缓解偏头痛、眩晕。

功效

清热消肿,豁痰开窍,祛风止痛。

主治

头痛,耳鸣,癫痫,呕吐,牙龈肿痛。

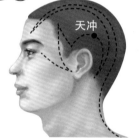

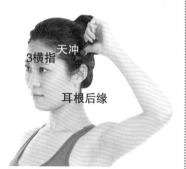

精准定位: 在头部,耳根后缘直上,入发际 2 寸。

快速取穴: 耳根后缘,直上入发际 3 横指处即是。

浮白 GB10

5分钟按摩: 按揉浮白,可缓解耳鸣、耳聋、头痛。

功效

清肝泻火,理气散结,止痛开窍。

主治

头痛,颈项强痛,耳鸣,咳逆,耳聋。

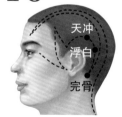

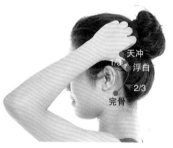

精准定位: 在头部,耳后乳突的后上方,天冲(GB9)与完骨(GB12)弧形连线的上 1/3 与下 2/3 交点处。

快速取穴: 先找到天冲和完骨,二者弧形连线的上 1/3 处即是。

头窍阴 GB11

5分钟按摩

按揉头窍阴,可缓解头痛、眩晕。

------ 功效 ------

清肝泻火,聪耳开窍,通络止痛。

------ 主治 ------

头痛,目痛,眩晕,口眼歪斜,耳鸣,耳聋,齿痛,口苦。

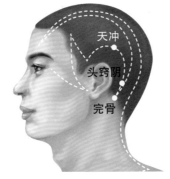

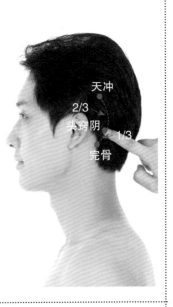

精准定位: 在头部,耳后乳突的后上方,天冲(GB9)与完骨(GB12)弧形连线的上2/3与下1/3交点处。

快速取穴: 先找到天冲和完骨,二者弧形连线的下1/3处即是。

完骨 GB12

5分钟按摩

按揉完骨,可缓解头痛、颈项强痛。

------ 功效 ------

祛风通络,祛邪宁神,平肝息风。

------ 主治 ------

头痛,耳鸣,耳聋,失眠,失语症,颈项强痛。

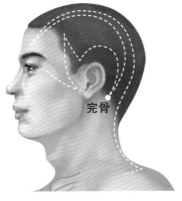

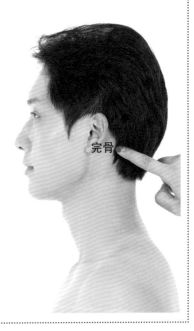

精准定位: 在头部,耳后乳突的后下方凹陷中。

快速取穴: 耳后下方,可摸到一明显突起,其后下方凹陷处即是。

本神 GB13

5分钟按摩: 按揉本神,可缓解头痛、目眩。

---功效---

平肝息风,化痰开窍,安神止痛。

---主治---

眩晕,头痛,癫痫,中风,小儿惊风。

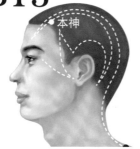

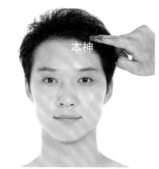

精准定位: 在头部,前发际上 0.5 寸,头正中线旁开 3 寸。

快速取穴: 正坐,从外眼角直上入发际半横指,按压有酸痛感处即是。

阳白 GB14

5分钟按摩: 按揉阳白,可缓解眼部疾患。

---功效---

滋肝补肾,祛风化湿,清头明目。

---主治---

颈项强急,眼红肿疼痛,近视,夜盲症,面瘫。

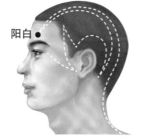

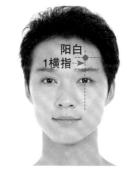

精准定位: 在头部,眉上 1 寸,瞳孔直上。

快速取穴: 正坐,眼向前平视,自瞳孔直上眉上 1 横指处即是。

头临泣 GB15

5分钟按摩: 按揉头临泣,可缓解迎风流泪。

---功效---

祛风散寒,化湿通络,镇肝明目。

---主治---

目赤肿痛,目眩,流泪,耳鸣,耳聋,中风。

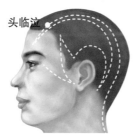

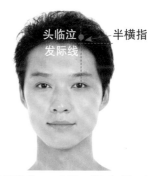

精准定位: 在头部,前发际上 0.5 寸,瞳孔直上。

快速取穴: 正坐,眼向前平视,自瞳孔直上,入发际半横指处即是。

目窗 GB16

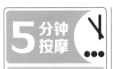

5分钟按摩

用拇指按揉目窗，能防治眼部疾患。

···· 功效 ····

清热消肿，明目开窍，散瘀止痛。

···· 主治 ····

头痛，头晕，小儿惊风，面目浮肿，近视。

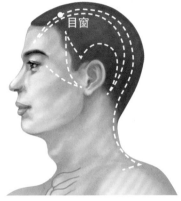

目窗

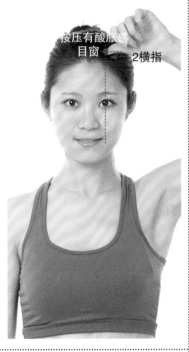

按压有酸胀感
目窗 2横指

精准定位： 在头部，前发际上1.5寸，瞳孔直上。

快速取穴： 正坐，眼向前平视，自瞳孔直上，入发际2横指处即是。

正营 GB17

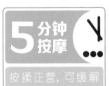

5分钟按摩

按揉正营，可缓解头痛、眩晕。

···· 功效 ····

平肝潜阳，清热消肿，涤痰通络。

···· 主治 ····

目赤肿痛，面目浮肿，头痛，头晕，眩晕，呕吐。

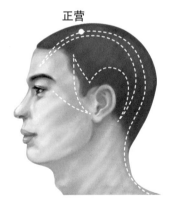

正营

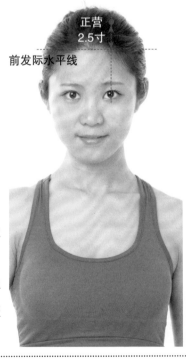

正营
2.5寸
前发际水平线

精准定位： 在头部，前发际上2.5寸，瞳孔直上。

快速取穴： 取前发际作一水平线，与瞳孔作一垂直线，两线交点处向上2.5寸即是。

承灵 GB18

5分钟按摩:按揉承灵,可缓解头痛、眩晕。

—— 功效 ——

平肝潜阳,凉血止血,通络止痛。

—— 主治 ——

头痛,眩晕,目痛,风寒,鼻塞。

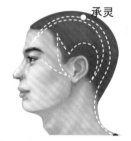

精准定位: 在头部,前发际上4寸,瞳孔直上。

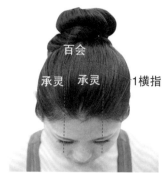

快速取穴: 百会向前1横指作一水平线,再与瞳孔作一垂直线,两条线交点处即是。

脑空 GB19

5分钟按摩:按揉脑空,可缓解头痛、眩晕。

—— 功效 ——

平肝息风,醒脑开窍,清热止痛。

—— 主治 ——

头痛,眩晕,癫痫,颈项强痛,惊悸。

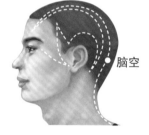

精准定位: 在头部,横平枕外隆凸的上缘,风池(GB20)直上。

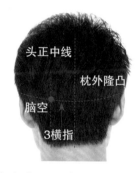

快速取穴: 后脑勺摸到隆起的最高骨,作水平线,与头正中线交点旁开3横指处即是。

风池 GB20

5分钟按摩:按揉风池,可缓解头痛、颈项强痛。

—— 功效 ——

平肝潜阳,宣肺通窍,消肿祛邪。

—— 主治 ——

外感发热,颈椎病,落枕,肩周炎,荨麻疹。

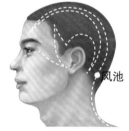

精准定位: 在颈后区,枕骨之下,胸锁乳突肌上端与斜方肌上端之间的凹陷中。

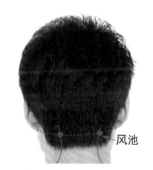

快速取穴: 正坐,后头骨下两条大筋外缘陷窝中,与耳垂齐平处即是。

肩井 GB21

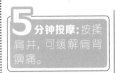

5分钟按摩: 按揉肩井,可缓解肩背痠痛。

———— 功效 ————

祛风止痛,清热解毒,软坚散结。

———— 主治 ————

肩背痛,情志抑郁,颈椎病。

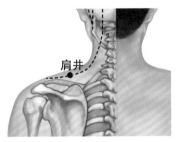

精准定位: 在肩胛区,第7颈椎棘突与肩峰最外侧点连线的中点。

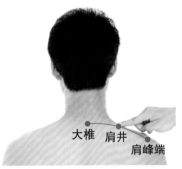

快速取穴: 先找到大椎,再找到锁骨肩峰端,二者连线中点即是。

渊腋 GB22

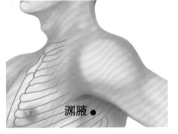

5分钟按摩: 按揉渊腋,可缓解胸满胁痛。

———— 功效 ————

宽胸理气,消肿止痛,散寒除湿。

———— 主治 ————

腋下肿,臂痛不举,胸膜炎,肋间神经痛。

精准定位: 在胸外侧区,第4肋间隙中,在腋中线上。

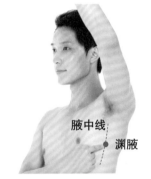

快速取穴: 正坐举臂,在腋中线上,第4肋间隙中即是。

辄筋 GB23

5分钟按摩: 按揉辄筋,可缓解胸满胁痛。

———— 功效 ————

理气止痛,宣肺平喘,和胃止呕。

———— 主治 ————

胸胁痛,腋肿,咳嗽,气喘,呕吐,胸膜炎。

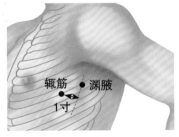

精准定位: 在胸外侧区,第4肋间隙中,腋中线前1寸。

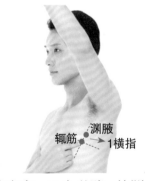

快速取穴: 正坐举臂,从渊腋向前下量1横指处即是。

日月 GB24

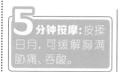

5分钟按摩：按揉日月，可缓解胸满胁痛、吞酸。

—— 功效 ——

降逆止呕，疏肝理气，利胆退黄。

—— 主治 ——

胃十二指肠溃疡，膈肌痉挛，肋间神经痛。

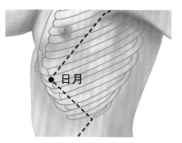

精准定位：在胸部，第7肋间隙，前正中线旁开4寸。

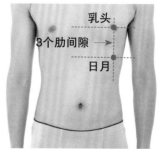

快速取穴：正坐或仰卧，自乳头垂直向下推3个肋间隙，按压有酸胀感处即是。

京门 GB25

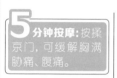

5分钟按摩：按揉京门，可缓解胸满胁痛、腹痛。

—— 功效 ——

补脾益肾，利湿退肿，理气止痛。

—— 主治 ——

胁肋痛，小便不利，腰脊痛，尿黄，肾炎。

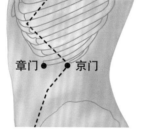

精准定位：在上腹部，第12肋骨游离端下际。

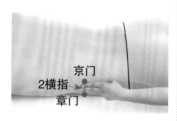

快速取穴：先找到章门，其后2横指处即是。

带脉 GB26

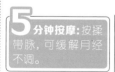

5分钟按摩：按揉带脉，可缓解月经不调。

—— 功效 ——

温经散寒，缓急止痛，固摄带脉。

—— 主治 ——

子宫脱垂，月经不调，赤白带下。

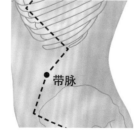

精准定位：在侧腹部，第11肋骨游离端垂线与肚脐水平线的交点上。

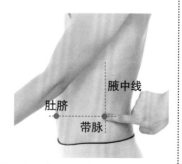

快速取穴：腋中线与肚脐水平线相交处即是。

五枢 GB27

5分钟按摩: 按揉五枢,可缓解赤白带下。

—— 功效 ——

补脾益肾,调经止带,温阳通便。

—— 主治 ——

阴道炎,月经不调,子宫内膜炎,睾丸炎。

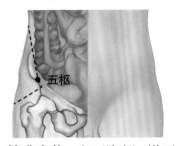

精准定位: 在下腹部,横平脐下3寸,髂前上棘内侧。

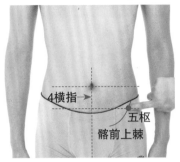

快速取穴: 从肚脐向下4横指处作水平线,与髂前上棘相交内侧处即是。

维道 GB28

5分钟按摩: 按揉维道,可缓解小腹痛、疝气。

—— 功效 ——

温经散寒,缓急止痛,补脾益肾。

—— 主治 ——

小腹痛,腰胯痛,水肿,疝气,赤白带下。

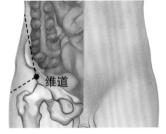

精准定位: 在下腹部,髂前上棘内下0.5寸。

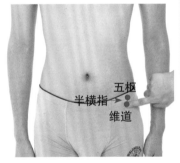

快速取穴: 先找到五枢,其前下半横指处即是。

居髎 GB29

5分钟按摩: 按揉居髎,可缓解腿痛、小腹痛。

—— 功效 ——

温经散寒,除湿止痛,通经活络。

—— 主治 ——

腰腿痛,疝气,膀胱炎,月经不调,小腹痛。

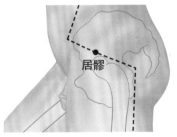

精准定位: 在臀区,髂前上棘与股骨大转子最凸点连线的中点处。

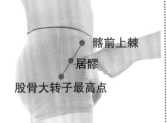

快速取穴: 股骨大转子是髋部最隆起处,髂前上棘与股骨大转子二者连线中点即是。

环跳 GB30

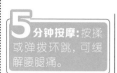

5分钟按摩: 按揉或弹拨环跳,可缓解腰腿痛。

—— 功效 ——

补益肾气,除湿止痛,强健腰膝。

—— 主治 ——

腰胯疼痛,腰腿痛,坐骨神经痛,膝踝肿痛。

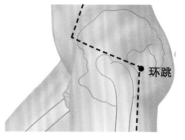

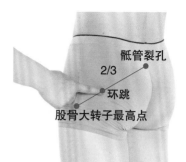

精准定位: 在臀区,股骨大转子最凸点与骶管裂孔连线的外 1/3 与内 2/3 交点处。

快速取穴: 股骨大转子最高点与骶管裂孔作一直线,下 2/3 处即是。

风市 GB31

5分钟按摩: 按揉风市,可缓解下肢痹痛。

—— 功效 ——

祛风散寒,除湿止痛,补益肾气。

—— 主治 ——

中风,半身不遂,下肢麻痹、麻木。

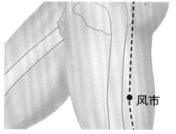

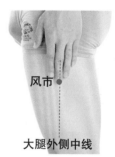

精准定位: 在股部,直立垂手,掌心贴于大腿时,中指指尖所指凹陷中,髂胫束后缘。

快速取穴: 直立垂手,手掌并拢伸直,中指指尖处即是。

中渎 GB32

5分钟按摩: 按揉中渎,可缓解大腿外侧痹痛。

—— 功效 ——

温经散寒,祛风通络,除湿止痛。

—— 主治 ——

下肢麻痹痉挛,坐骨神经痛,膝关节炎。

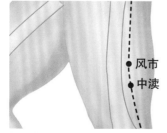

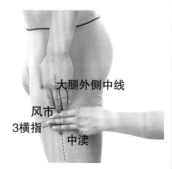

精准定位: 在股部,腘横纹上 7 寸,髂胫束后缘。

快速取穴: 先找到风市,沿大腿外侧中线直下 3 横指处即是。

膝阳关 GB33

5分钟按摩: 按揉膝阳关,可缓解膝痛、腿痛。

功效

温经散寒,祛风除湿,通经活络。

主治

膝关节肿痛,小腿麻木,坐骨神经痛。

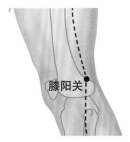

精准定位: 在膝部,股骨外上髁后上缘,股二头肌腱与髂胫束之间的凹陷中。

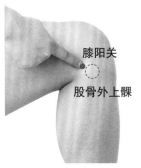

快速取穴: 屈膝90°,膝上外侧有一高骨,其上方有一凹陷处即是。

阳陵泉 GB34

5分钟按摩: 按揉阳陵泉,可缓解下肢痹痛、耳鸣。

功效

疏肝理气,和胃止呕,补益肾气。

主治

黄疸,耳鸣,膝肿痛,腰扭伤,腿抽筋。

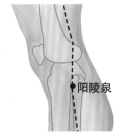

精准定位: 在小腿外侧,腓骨头前下方凹陷中。

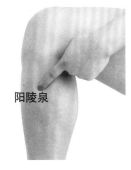

快速取穴: 屈膝90°,膝关节外下方,腓骨头前下方凹陷处即是。

阳交 GB35

5分钟按摩: 按揉阳交,可缓解下肢痹痛。

功效

宽胸理气,通经活络,安神定志。

主治

膝痛,面部浮肿,坐骨神经痛。

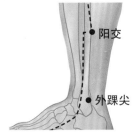

精准定位: 在小腿外侧,外踝尖上7寸,腓骨后缘。

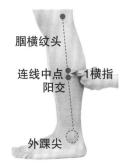

快速取穴: 腘横纹头与外踝尖连线上,中点向下1横指,腓骨后缘处即是。

外丘 GB36

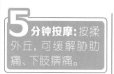

5分钟按摩：按揉外丘，可缓解胁肋痛、下肢痹痛。

—— 功效 ——

祛风通络，疏肝理气，化痰开窍。

—— 主治 ——

坐骨神经痛，颈项痛，脚气，腿痛，胁肋痛。

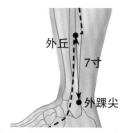

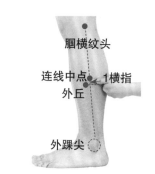

精准定位：在小腿外侧，外踝尖上7寸，腓骨前缘。

快速取穴：腘横纹头与外踝尖连线上，中点向下1横指，腓骨前缘处即是。

光明 GB37

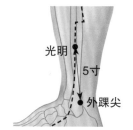

5分钟按摩：按揉光明，可缓解目痛、夜盲。

—— 功效 ——

疏肝补脾，行气止痛，通经活络。

—— 主治 ——

偏头痛，近视，目痛，夜盲，小腿酸痛。

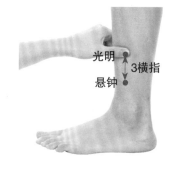

精准定位：在小腿外侧，外踝尖上5寸，腓骨前缘。

快速取穴：先找到悬钟，其上3横指，腓骨前缘即是。

阳辅 GB38

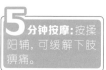

5分钟按摩：按揉阳辅，可缓解下肢痹痛。

—— 功效 ——

温经散寒，清热利咽，疏肝散结。

—— 主治 ——

胸胁痛，下肢外侧痛，坐骨神经痛。

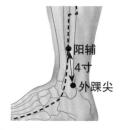

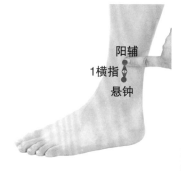

精准定位：在小腿外侧，外踝尖上4寸，腓骨前缘。

快速取穴：先找到悬钟，其上1横指，腓骨前缘即是。

悬钟 GB39

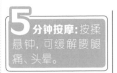

5分钟按摩: 按揉悬钟,可缓解腰腿痛、头晕。

---功效---

利咽消肿,化瘀止血,平肝息风,疏肝益肾。

---主治---

腰腿痛,半身不遂,腰扭伤,落枕,头晕。

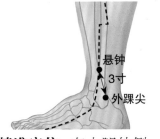

精准定位: 在小腿外侧,外踝尖上3寸,腓骨前缘。

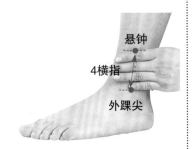

快速取穴: 外踝尖直上4横指处,腓骨前缘处即是。

丘墟 GB40

5分钟按摩: 按揉丘墟,可缓解外踝痛。

---功效---

通经活络,疏肝理气,健脾利湿。

---主治---

颈项痛,外踝肿痛,腋下肿,腰胯痛。

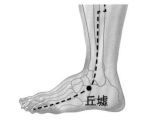

精准定位: 在踝区,外踝的前下方,趾长伸肌腱的外侧凹陷中。

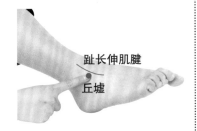

快速取穴: 脚掌背伸,足背可见明显趾长伸肌腱,其外侧、足外踝前下方凹陷处即是。

足临泣 GB41

5分钟按摩: 按揉足临泣,可缓解外踝痛、目眩。

---功效---

清热消肿,补脾益肾,疏肝理气。

---主治---

头痛,目眩,目赤肿痛,齿痛,外踝肿痛。

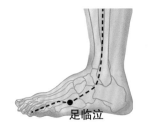

精准定位: 在足背,第4、5跖骨底结合部的前方,第5趾长伸肌腱外侧凹陷中。

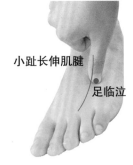

快速取穴: 坐位,小趾长伸肌腱外侧凹陷中,按压有酸胀感处即是。

地五会 GB42

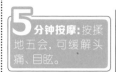

5分钟按摩：按揉地五会，可缓解头痛、目眩。

————功效————

清热解毒，疏肝消肿，行气止痛，凝血止血。

————主治————

头痛，目眩，目赤肿痛，咽肿，腋部肿痛。

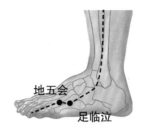

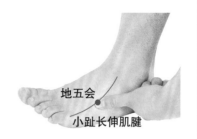

精准定位： 在足背，第4、5跖骨间，第4跖趾关节近端凹陷中。

快速取穴： 坐位，小趾向上翘起，小趾长伸肌腱内侧缘处即是。

侠溪 GB43

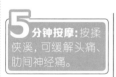

5分钟按摩：按揉侠溪，可缓解头痛、肋间神经痛。

————功效————

清热消肿，散瘀行气，疏肝止痛。

————主治————

头痛，目痛，颊肿，肋间神经痛，乳腺炎。

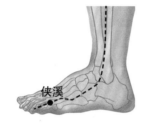

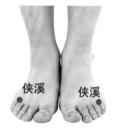

精准定位： 在足背，第4、5趾间，趾蹼缘后方赤白肉际处。

快速取穴： 坐位，在足背部第4、5两趾之间连接处的缝纹头处即是。

足窍阴 GB44

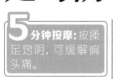

5分钟按摩：按揉足窍阴，可缓解偏头痛。

————功效————

清热消肿，散瘀行气，疏肝止痛。

————主治————

偏头痛，耳聋，目痛，颊肿，肋间神经痛。

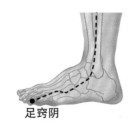

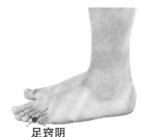

精准定位： 在足趾，第4趾末节外侧，趾甲根角侧后方0.1寸（指寸）。

快速取穴： 坐位，第4趾趾甲外侧缘与下缘各作一垂线，交点处即是。

疝气常用
【大敦】

月经不调常用
【曲泉】【太冲】

胁肋胀满常用
【章门】【期门】

第十三章
足厥阴肝经

穴位	首穴	末穴	联系主要脏腑
一侧 14 个，左右共 28 个	大敦	期门	胃、肝、胆、肺、肾

经穴歌诀

足厥阴经十四穴，首穴大敦末期门，前阴生殖肠胆病，

气血五脏治最灵，大敦大趾外甲角，行间两趾缝中讨，

太冲关节后凹陷，中封踝前腱内间，蠡沟胫中踝上五，

中都踝上七寸呼，膝关阴陵后一寸，曲泉股骨内髁后，

阴包肌间膝上四，五里气下三寸司，阴廉气下二寸中，

急脉二五动脉动，章门十一肋下端，期门乳下二肋全。

足厥阴肝经

起于足大趾（大敦），沿足背内侧上行，经过内踝前 1 寸处，向上行小腿内侧至内踝上 8 寸处交出足太阴经的后面；上行膝内侧，沿着股部内侧，进入阴毛中，绕过阴部，上达小腹，夹着胃旁，属于肝脏，联络胆腑，向上通过横膈，分布于胁肋；沿喉咙的后面，向上进入鼻咽部，连接于"目系"（眼球联系于脑的部位），向上出于前额，与督脉会合于巅顶。

"目系"支脉

从"目系"下行颊里，环绕唇内。

肝部支脉

从肝分出，通过横膈，向上流注于肺，与手太阴肺经相接。

主治证候

肝病，妇科、前阴病以及经脉循行部位的其他病症，如腰痛、胸满、呃逆、遗尿、小便不利、疝气、小腹痛等症。

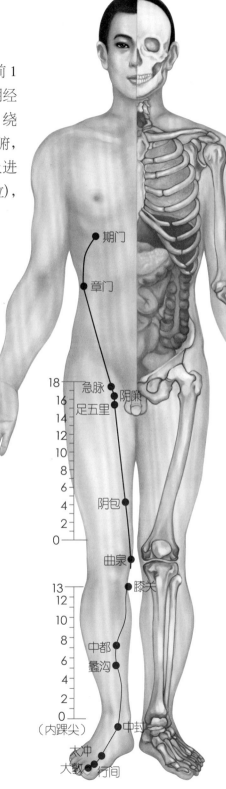

大敦 LR1

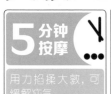

5分钟按摩

用力掐揉大敦,可缓解疝气。

功效

疏肝理气,温经散寒,调经止淋。

主治

疝气,经闭,子宫脱垂,月经不调,崩漏,遗尿,睾丸炎。

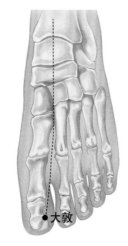

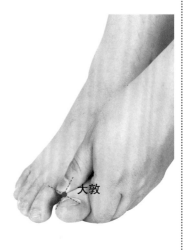

精准定位: 在足趾,大趾末节外侧,趾甲根角侧后方0.1寸(指寸)。

快速取穴: 坐位,大趾趾甲外侧缘与下缘各作一垂线,交点处即是。

行间 LR2

5分钟按摩

用力掐揉行间,可缓解眩晕、耳鸣。

功效

温经散寒,清热消肿,缓急止痛。

主治

头痛,眩晕,耳鸣,失眠,阳痿,痛经,月经过多,高血压。

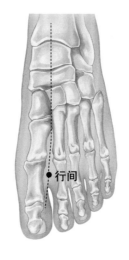

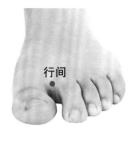

精准定位: 在足背,第1、2趾间,趾蹼缘后方赤白肉际处。

快速取穴: 坐位,在足背部第1、2两趾之间连接处的缝纹头处即是。

太冲 LR3

5分钟按摩: 用力掐揉太冲,可缓解眩晕、呕吐。

—— 功效 ——

疏肝理气,清热消肿,祛风除湿。

—— 主治 ——

呕吐,眩晕,痛经,口眼歪斜,小儿惊风。

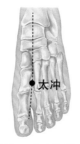

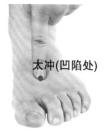

精准定位: 在足背,第1、2跖骨间,跖骨底结合部前方凹陷中,或触及动脉搏动。

快速取穴: 足背,沿第1、2趾间横纹向足背上推,可感有一凹陷处即是。

中封 LR4

5分钟按摩: 用力掐揉中封,可缓解胁肋痛。

—— 功效 ——

温经散寒,缓急止痛,补脾益肾。

—— 主治 ——

内踝肿痛,腰足冷痛,遗精,肝炎。

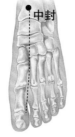

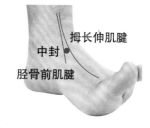

精准定位: 在踝区,内踝前,胫骨前肌肌腱的内侧缘凹陷中。

快速取穴: 坐位,大脚趾上翘,足背内侧可见两条大筋,二者之间的凹陷处即是。

蠡沟 LR5

5分钟按摩: 掐揉蠡沟,可缓解月经不调、阴茎痛。

—— 功效 ——

温肾助阳,温经散寒,疏肝理气。

—— 主治 ——

疝气,月经不调,遗尿,小便不利。

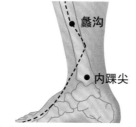

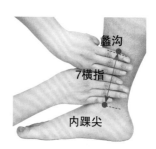

精准定位: 在小腿内侧,内踝尖上5寸,胫骨内侧面的中央。

快速取穴: 坐位,内踝尖垂直向上7横指,胫骨内侧凹陷处即是。

中都 LR6

按揉中都，可缓解
小腹痛。

---功效---

温经散寒，缓急止痛，
补益脾肾。

---主治---

疝气，痢疾，小腹痛，
遗精，崩漏，恶露
不尽。

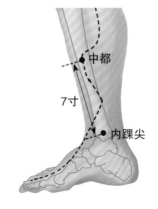

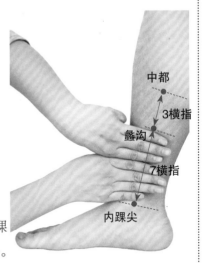

精准定位： 在小腿内侧，内踝
尖上7寸，胫骨内侧面的中央。

快速取穴： 先找到蠡沟，再向
上3横指处即是。

膝关 LR7

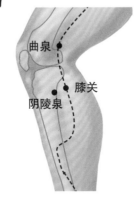

按揉膝关，可缓解
膝痛。

---功效---

温经散寒，祛风通络，
除湿止痛。

---主治---

膝关节肿痛，关节炎，
痛风。

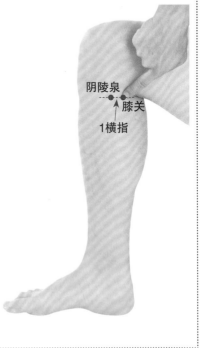

精准定位： 在膝部，胫骨内侧
髁的下方，阴陵泉（SP9）后
1寸。

快速取穴： 先找到阴陵泉，向
后1横指，可触及一凹陷处
即是。

曲泉 LR8

5分钟按摩: 用拇指按揉曲泉,可缓解膝痛。

———— 功效 ————

滋精固涩,理气止痛,交通心肾。

———— 主治 ————

月经不调,子宫脱垂,阳痿,膝痛,下肢痿痹。

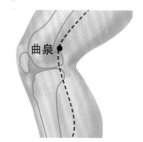

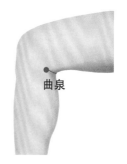

精准定位: 在膝部,腘横纹内侧端,半腱肌肌腱内缘凹陷中。

快速取穴: 膝内侧,屈膝时可见膝关节内侧面横纹端,其横纹头凹陷处即是。

阴包 LR9

5分钟按摩: 按揉阴包,可缓解月经不调。

———— 功效 ————

调补肝肾,补益肾气,温经止痛。

———— 主治 ————

月经不调,腰骶痛,小便难,遗尿等。

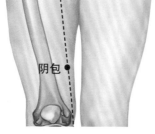

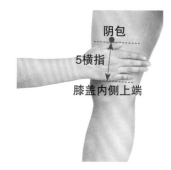

精准定位: 在股前区,髌底上4寸,股薄肌与缝匠肌之间。

快速取穴: 大腿内侧,膝盖内侧上端,直上5横指处即是。

足五里 LR10

5分钟按摩: 按揉足五里,可缓解腹痛。

———— 功效 ————

补益肾气,固摄胞宫,消肿散结。

———— 主治 ————

腹胀,腹痛,小便不利,遗尿,阴囊湿痒。

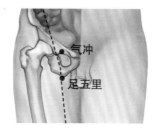

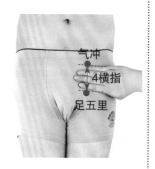

精准定位: 在股前区,气冲(ST30)直下3寸,动脉搏动处。

快速取穴: 先取气冲,直下4横指处即是。

阴廉 LR11

5分钟按摩

按揉阴廉，可缓解小腹痛、月经不调。

····· 功效 ·····

和血调经，温经散寒，理气止痛。

····· 主治 ·····

月经不调，赤白带下，小腹疼痛。

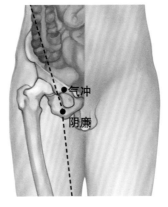

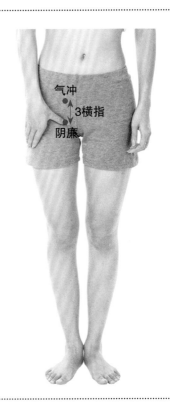

精准定位： 在股前区，气冲（ST30）直下2寸。

快速取穴： 在大腿内侧，先取气冲，直下3横指处即是。

急脉 LR12

5分钟按摩

按压急脉片刻后突然松开，可缓解下肢冷痛。

····· 功效 ·····

理气止痛，温经散寒，补脾益肾。

····· 主治 ·····

小腹痛，阴茎痛，疝气，股内侧部疼痛。

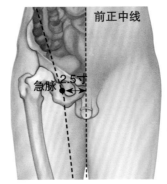

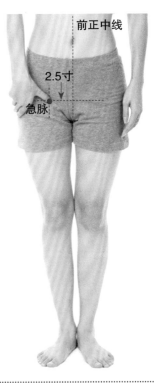

精准定位： 在腹股沟区，横平耻骨联合上缘，前正中线旁开2.5寸处。

快速取穴： 腹股沟动脉搏动处，正中线旁开约2.5寸处即是。

章门 LR13

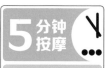

按揉章门,可缓解胸满胁痛、腹痛。

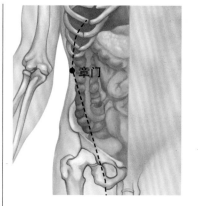

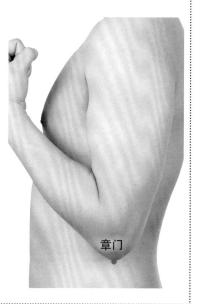

···· 功效 ····

温运脾阳,温经散寒,理气散结。

···· 主治 ····

腹胀,腹痛,黄疸,胸胁痛,高血压,糖尿病,呕吐,呃逆,泄泻。

精准定位: 在侧腹部,第11肋游离端的下际。

快速取穴: 正坐,屈肘合腋,肘尖所指,按压有酸胀感处即是。

期门 LR14

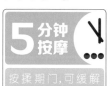

按揉期门,可缓解胸满胁痛、吞酸。

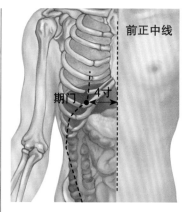

前正中线

期门 4寸

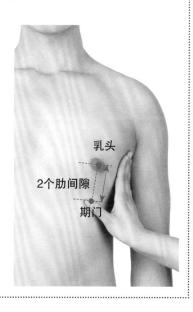

乳头

2个肋间隙

期门

···· 功效 ····

宽胸理气,行气止痛,降逆止呕。

···· 主治 ····

胸胁痛,呕吐,呃逆,乳房胀痛,肝炎,情志抑郁。

精准定位: 在胸部,第6肋间隙,前正中线旁开4寸。

快速取穴: 正坐或仰卧,自乳头垂直向下推2个肋间隙,按压有酸胀感处即是。

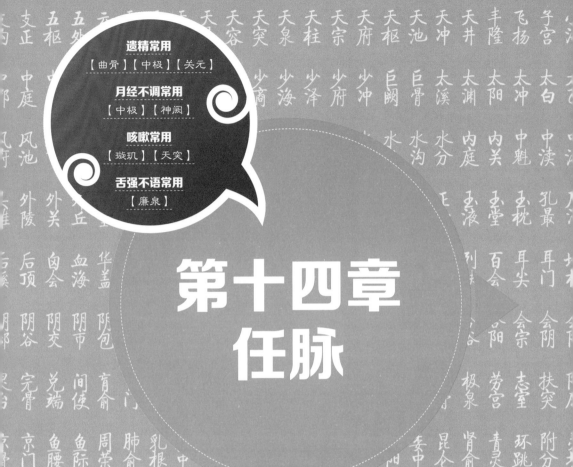

遗精常用
【曲骨】【中极】【关元】

月经不调常用
【中极】【神阙】

咳嗽常用
【璇玑】【天突】

舌强不语常用
【廉泉】

第十四章
任脉

穴位	首穴	末穴	联系主要脏腑
一名一穴，共24个	会阴	承浆	胞中、咽喉、唇口、目

经穴歌诀

任脉经穴二十四，起于会阴承浆停，　强壮为主次分段，泌尿生殖作用宏，
会阴二阴中间取，曲骨耻骨联合从，　中极关元石门穴，每穴相距一寸均，
气海脐下一寸半，脐下一寸阴交明，　肚脐中央名神阙，脐上诸穴一寸匀，
水分下脘与建里，中脘上脘巨阙行，　鸠尾歧骨下一寸，中庭胸剑联合中，
膻中正在两乳间，玉堂紫宫华盖重，　再上一肋璇玑穴，胸骨上缘天突通，
廉泉颔下舌骨上，承浆唇下宛宛中。

任脉

任脉起于小腹内，下出会阴，向上行于阴毛部；沿腹内，向上经过关元等穴，到达咽喉部；再上行环绕口唇，经过面部，进入目眶下（承泣）。

主治证候

腹、胸、颈、头面的局部病症和相应的内脏、器官疾病，如腹胀、肠鸣、泄泻、失眠、健忘、呕吐、心悸、胸痛、喉痹、咽肿等病症。

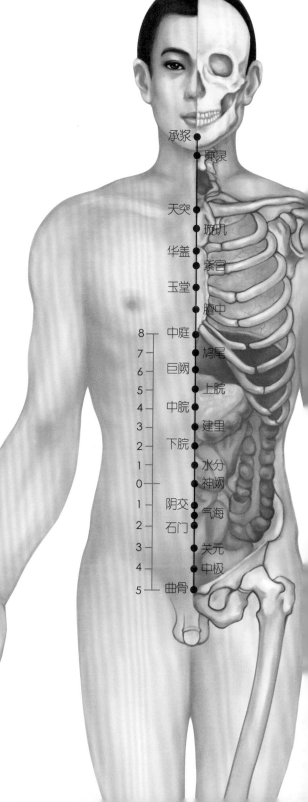

会阴

承浆
廉泉
天突
璇玑
华盖
紫宫
玉堂
膻中
中庭
鸠尾
巨阙
上脘
中脘
建里
下脘
水分
神阙
阴交
气海
石门
关元
中极
曲骨

会阴 CV1

5分钟按摩： 按揉会阴，可缓解性功能障碍。

---功效---

安神镇惊，调经止带，温肾壮阳。

---主治---

阴道炎，闭经，便秘，小便难，子宫脱垂。

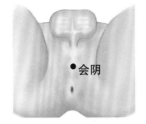

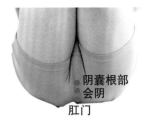

精准定位： 在会阴区，男性在阴囊根部与肛门连线的中点，女性在大阴唇后联合与肛门连线的中点。

快速取穴： 仰卧屈膝，在会阴部，取二阴连线的中点即是。

曲骨 CV2

5分钟按摩： 按揉曲骨，可缓解疝气、阳痿、遗精。

---功效---

调经止带，温肾壮阳，通利小便。

---主治---

遗精，阳痿，痛经，月经不调，遗尿。

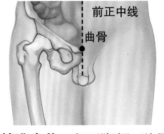

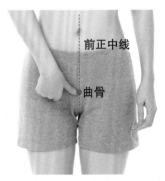

精准定位： 在下腹部，耻骨联合上缘，前正中线上。

快速取穴： 下腹部正中线上，从下腹部向下摸到一横着走行的骨性标志上缘。

中极 CV3

5分钟按摩： 按揉中极，可缓解月经不调、阳痿。

---功效---

补中益气，涩精止遗，调经止带。

---主治---

遗精，阳痿，阴痛，阴痒，月经不调，痛经。

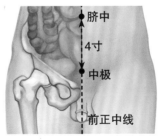

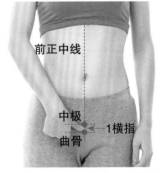

精准定位： 在下腹部，脐中下4寸，前正中线上。

快速取穴： 在下腹部正中线上，曲骨直上1横指

关元 CV4

5分钟按摩: 按揉关元,可缓解疝气、阳痿。

——— 功效 ———
补中益气,温肾壮阳,涩精止遗,调经止带。

——— 主治 ———
疝气,阳痿,子宫肌瘤,遗精,痛经,闭经。

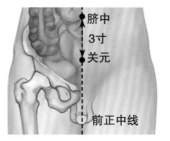

精准定位: 在下腹部,脐中下3寸,前正中线上。

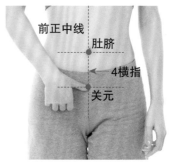

快速取穴: 在下腹部,正中线上,肚脐中央向下4横指处即是。

石门 CV5

5分钟按摩: 按揉石门,可缓解小便不利。

——— 功效 ———
涩精止遗,调经止带,温肾壮阳。

——— 主治 ———
小便不利,腹泻,小腹绞痛,水肿。

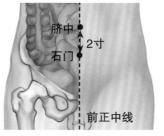

精准定位: 在下腹部,脐中下2寸,前正中线上。

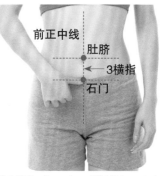

快速取穴: 在下腹部,正中线上,肚脐中央向下3横指处即是。

气海 CV6

5分钟按摩: 按揉气海,可缓解四肢乏力、痛经。

——— 功效 ———
补中益气,涩精止遗,调经止带。

——— 主治 ———
阳痿,遗精,痛经,四肢乏力,小腹疼痛。

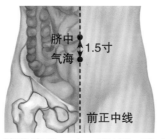

精准定位: 在下腹部,脐中下1.5寸,前正中线上。

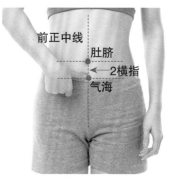

快速取穴: 在下腹部,正中线上,肚脐中央向下2横指处即是。

阴交 CV7

5分钟按摩: 按揉阴交,可缓解月经不调、腹痛。

—— 功效 ——

调经止带,温肾壮阳,温中散寒。

—— 主治 ——

脐下绞痛,阴部多汗湿痒,月经不调。

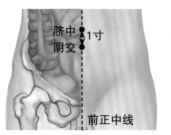

精准定位: 在下腹部,脐中下1寸,前正中线上。

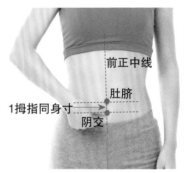

快速取穴: 在下腹部,正中线上,肚脐中央向下1拇指同身寸处即是。

神阙 CV8

5分钟按摩: 按揉神阙,可缓解月经不调、腹痛。

—— 功效 ——

补中益气,固脱止泻,通经活络。

—— 主治 ——

中风虚脱,四肢厥冷,月经不调,腹痛,肠鸣。

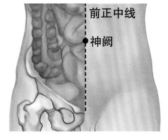

精准定位: 在脐区,脐中央。

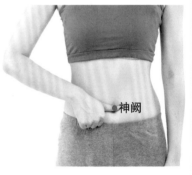

快速取穴: 在下腹部,肚脐中央即是。

水分 CV9

5分钟按摩: 按揉水分,可缓解腹痛。

—— 功效 ——

理气止痛,通利小便,降逆止呕。

—— 主治 ——

水肿,泄泻,腹痛,绕脐痛,肠鸣。

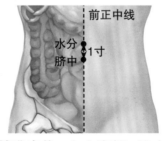

精准定位: 在上腹部,脐中上1寸,前正中线上。

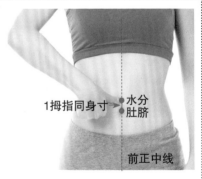

快速取穴: 在上腹部,正中线上,肚脐中央向上1拇指同身寸处即是。

下脘 CV10

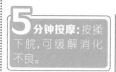

5分钟按摩：按揉下脘，可缓解消化不良。

———— 功效 ————

理气止痛，健脾消食，消胀止呕。

———— 主治 ————

腹痛，腹胀，胃痉挛，呕吐，呃逆，泄泻。

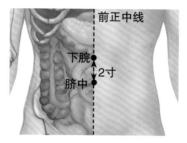

精准定位： 在上腹部，脐中上2寸，前正中线上。

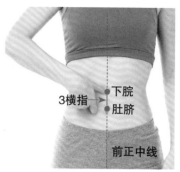

快速取穴： 在上腹部，正中线上，肚脐中央向上3横指处即是。

建里 CV11

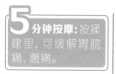

5分钟按摩：按揉建里，可缓解胃脘痛、腹痛。

———— 功效 ————

健脾渗湿，和胃止痛，安神定志。

———— 主治 ————

呕吐，食欲不振，腹痛，水肿，胃脘痛。

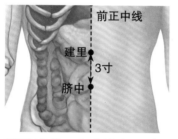

精准定位： 在上腹部，脐中上3寸，前正中线上。

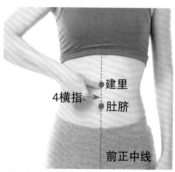

快速取穴： 在上腹部，正中线上，肚脐中央向上4横指处即是。

中脘 CV12

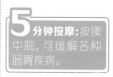

5分钟按摩：按揉中脘，可缓解各种肠胃疾病。

———— 功效 ————

和胃健脾，降逆止呕，清热利湿。

———— 主治 ————

腹痛，腹胀，胃脘痛，泄泻，急性胃肠炎。

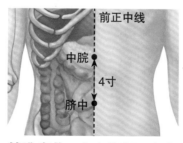

精准定位： 在上腹部，脐中上4寸，前正中线上。

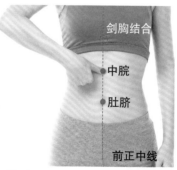

快速取穴： 在上腹部，正中线上，肚脐与剑胸结合的中点。

上脘 CV13

5分钟按摩: 按揉上脘,可缓解胃脘痛。

---功效---

降逆止呕,和胃止痛,
安神定志。

---主治---

胃脘疼痛,呕吐,
呃逆,痢疾。

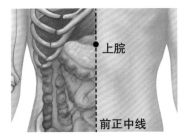

精准定位: 在上腹部,脐中上5寸,前正中线上。

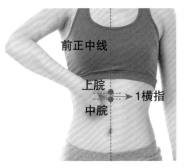

快速取穴: 在上腹部,正中线上,中脘上1横指。

巨阙 CV14

5分钟按摩: 按揉巨阙,可缓解胃痛、呃逆。

---功效---

益心安神,定悸止惊,
开窍醒神。

---主治---

胸痛,呃逆,胃痛,
腹胀,急性肠胃炎。

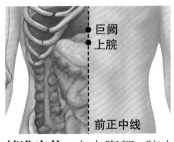

精准定位: 在上腹部,脐中上6寸,前正中线上。

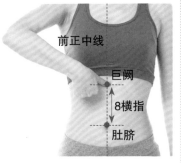

快速取穴: 在上腹部,正中线上,肚脐中央向上8横指处即是。

鸠尾 CV15

5分钟按摩: 按揉鸠尾,可缓解胸痛。

---功效---

宽胸止痛,定喘止呕,
开窍醒神。

---主治---

胸痛,呃逆,偏头痛,
咽喉肿痛,哮喘。

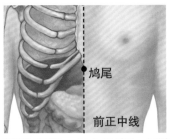

精准定位: 在上腹部,剑胸结合部下1寸,前正中线上。

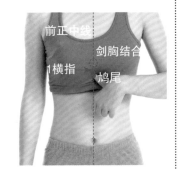

快速取穴: 从剑胸结合部沿前正中线直下1横指处即是。

中庭 CV16

········ 功效 ········

宽胸止痛，降逆止呕，
开窍醒神。

········ 主治 ········

心痛，胸痛胀满，呃逆，
呕吐，小儿吐乳。

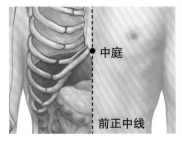 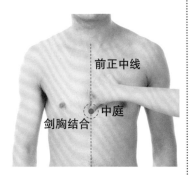

精准定位： 在胸部，剑胸结合中点处，前正中线上。

快速取穴： 胸部前正中线上剑胸结合部的凹陷处即是。

膻中 CV17

········ 功效 ········

止咳平喘，安心定悸，
理气止痛。

········ 主治 ········

胸胁痛，气短，咳喘，
乳汁不足，小儿咳嗽。

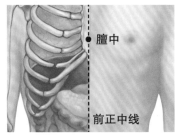 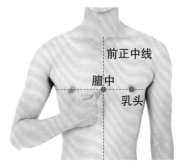

精准定位： 在胸部，横平第4肋间隙，前正中线上。

快速取穴： 仰卧位，前正中线上，两乳头连线中点即是。

玉堂 CV18

········ 功效 ········

止咳平喘，宽胸止痛，
降逆止呕。

········ 主治 ········

咳嗽，胸痛，呕吐，
哮喘，胸闷喘息。

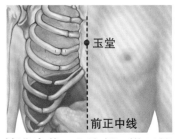 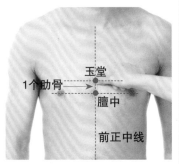

精准定位： 在胸部，横平第3肋间隙，前正中线上。

快速取穴： 先找到膻中，沿前正中线向上推1个肋骨，按压有酸痛感处即是。

紫宫 CV19

5分钟按摩： 按揉紫宫，可缓解胸痛、咳嗽、喉痹。

—— 功效 ——

宽胸止痛，止咳平喘，安神定志。

—— 主治 ——

咳嗽，气喘，胸痛，食欲不振，心烦。

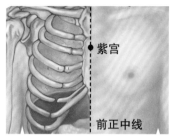

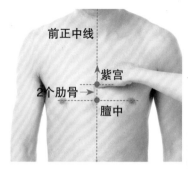

精准定位： 在胸部，横平第2肋间隙，前正中线上。

快速取穴： 先找到膻中，沿前正中线向上推2个肋骨，按压有酸痛感处即是。

华盖 CV20

5分钟按摩： 按揉华盖，可缓解咳嗽、气喘。

—— 功效 ——

宽胸止痛，止咳平喘，安神定志。

—— 主治 ——

咳嗽，咽喉肿痛，气喘，肋间神经痛。

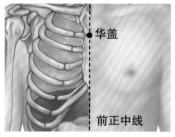

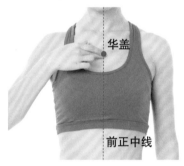

精准定位： 在胸部，横平第1肋间隙，前正中线上。

快速取穴： 仰卧位，由锁骨往下数，横平第1肋间隙，当前正中线上即是。

璇玑 CV21

5分钟按摩： 按揉璇玑，可缓解咳嗽、气喘。

—— 功效 ——

止咳平喘，宽胸止痛，清热利咽。

—— 主治 ——

咳嗽，气喘，胃痛，胸痛，咽喉肿痛。

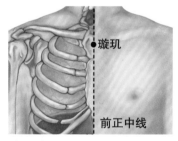

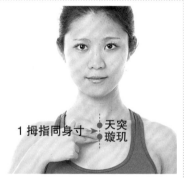

精准定位： 在胸部，胸骨上窝下1寸，前正中线上。

快速取穴： 仰卧，从天突沿前正中线向下1拇指同身寸处即是。

天突 CV22

5分钟按摩: 按揉天突,每天坚持,可缓解咳嗽。

功效

止咳平喘,清热利咽,降逆下气。

主治

哮喘,咳嗽,咯吐脓血,呕吐,咽喉肿痛。

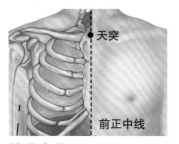

精准定位: 在颈前区,胸骨上窝中央,前正中线上。

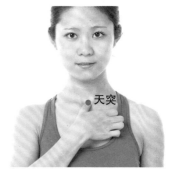

快速取穴: 仰卧,由喉结直下可摸到一凹窝,中央处即是。

廉泉 CV23

5分钟按摩: 按揉廉泉,可缓解口腔溃疡。

功效

利喉舒舌,消肿止痛。

主治

舌下肿痛,舌强不语,口舌溃疡生疮。

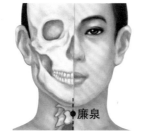

精准定位: 在颈前区,喉结上方,舌骨上缘凹陷中,前正中线上。

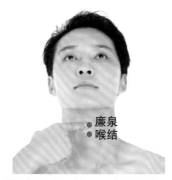

快速取穴: 从下巴沿颈前正中线向下推,喉结上方可触及舌骨体,上缘中点处即是。

承浆 CV24

5分钟按摩: 按揉承浆,可缓解口角流涎。

功效

通经活络,疏风泻火。针刺麻醉要穴之一。

主治

中风昏迷,癫痫,口眼歪斜,流涎。

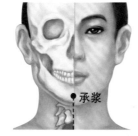

精准定位: 在面部,颏唇沟的正中凹陷处。

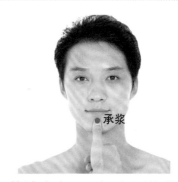

快速取穴: 正坐,颏唇沟的正中,按压有凹陷处即是。

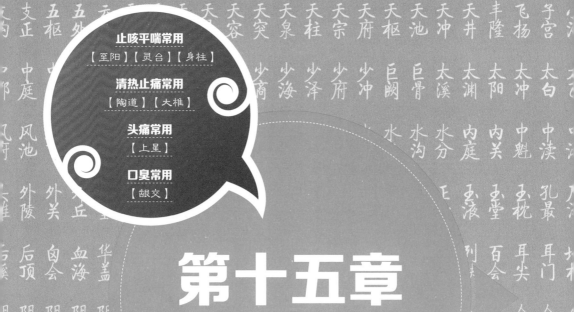

止咳平喘常用
【至阳】【灵台】【身柱】

清热止痛常用
【陶道】【大椎】

头痛常用
【上星】

口臭常用
【龈交】

第十五章
督脉

穴位	首穴	末穴	联系主要脏腑
一名一穴，共29个	长强	龈交	丹田、心、脑、喉、目、膀胱

经穴歌诀

督脉经穴二十九，起长强止龈交上，脑病为主次分段，急救热病及肛肠，

尾骨之端是长强，骶管裂孔取腰俞，十六阳关平髋量，命门十四三悬枢，

十一椎下脊中藏，十椎中枢九筋缩，七椎之下乃至阳，六灵台五神道穴，

三椎之下身柱藏，陶道一椎之下取，大椎就在一椎上，哑门入发五分处，

风府一寸宛中当，粗隆上缘寻脑户，强间户上寸半量，后顶再上一寸半，

百会七寸顶中央，前顶囟会距寸五，上星入发一寸量，神庭五分入发际，

素髎鼻尖准头乡，水沟人中沟上取，兑端唇上尖端藏，龈交上唇系带底，

再加眉间印堂穴，督脉二十九穴全。

督脉

督脉起于小腹内,下出于会阴部,向后行于脊柱的内部,上达项后风府,进入脑内,行巅顶,沿前额下行至鼻柱。

主治证候

头脑、五官、脊髓及四肢的病症,如头痛、项强、头重、脑转、耳鸣、眩晕、眼花、嗜睡、癫狂、腰脊强痛、俯仰不利、抽搐、麻木及中风不语等。

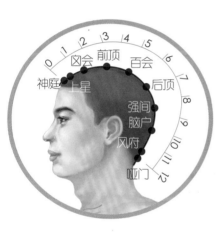

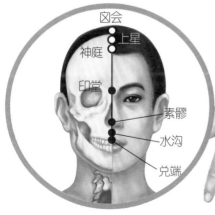

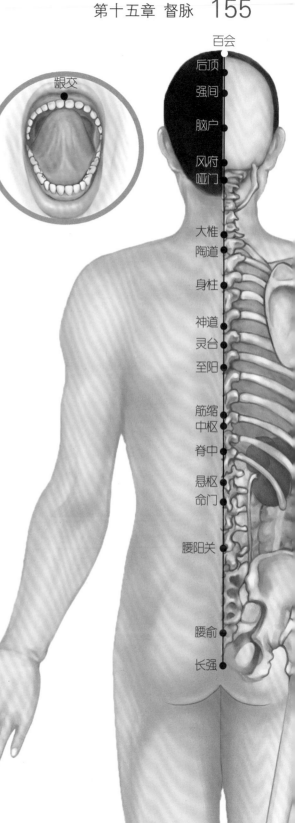

长强 GV1

5分钟按摩

按揉长强,可缓解泄泻、脱肛、便血。

---功效---

调理大肠,通淋止痛,安神止痉。

---主治---

泄泻,便秘,便血,痔疮,脱肛,女阴瘙痒,白带过多,阴囊湿疹。

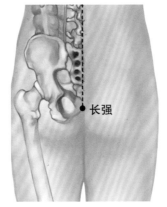

长强

精准定位: 在会阴区,尾骨下方,尾骨端与肛门连线的中点处。

快速取穴: 在尾骨端下,尾骨端与肛门连线中点处即是。

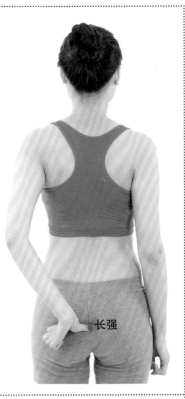

长强

腰俞 GV2

5分钟按摩

按揉腰俞,可缓解月经不调、腰痛。

---功效---

调经养血,散寒除湿,强腰止痛,安神定志。

---主治---

泄泻,便秘,便血,痔疮,尾骶痛,腰痛,月经不调。

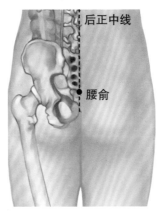

后正中线

腰俞

精准定位: 在骶区,正对骶管裂孔,后正中线上。

快速取穴: 后正中线上,顺着脊柱向下,正对骶管裂孔处即是。

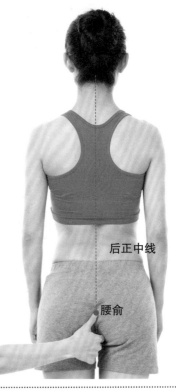

后正中线

腰俞

腰阳关 GV3

5分钟按摩： 按揉腰阳关，可缓解腰腿痛。

—— 功效 ——

温肾壮阳，调经养血，祛寒除湿。

—— 主治 ——

腰骶痛，坐骨神经痛，遗精，阳痿。

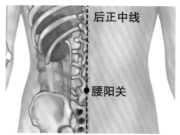

精准定位： 在脊柱区，第4腰椎棘突下凹陷中，后正中线上。

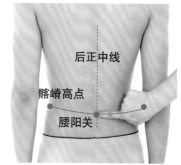

快速取穴： 两侧髂嵴高点连线与脊柱交点，可触及一凹陷处即是。

命门 GV4

5分钟按摩： 按揉命门，可缓解腰痛、遗尿。

—— 功效 ——

补肾壮阳，调经止带，止痛活络。

—— 主治 ——

前列腺炎，遗尿，小便不利，腰脊强痛。

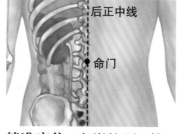

精准定位： 在脊柱区，第2腰椎棘突下凹陷中，后正中线上。

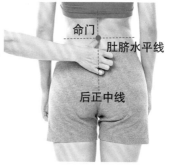

快速取穴： 肚脐水平线与后正中线交点，按压有凹陷处即是。

悬枢 GV5

5分钟按摩： 按揉悬枢，可缓解腰痛、泄泻。

—— 功效 ——

缓急止痛，健脾止泻，通经活络。

—— 主治 ——

腹痛，腹胀，消化不良，泄泻，腰脊强痛。

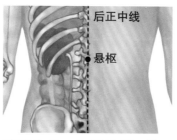

精准定位： 在脊柱区，第1腰椎棘突下凹陷中，后正中线上。

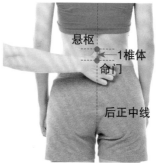

快速取穴： 从命门沿后正中线向上推1个椎体，下缘凹陷处即是。

脊中 GV6

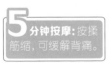

5分钟按摩：按揉脊中，可缓解腰酸腿疼、腹泻。

·功效·
清热利湿，提肛消痔，强腰止痛，宁神健脾。

·主治·
腹泻，反胃，吐血，痢疾，痔疮，脱肛，小儿疳积，腰脊强痛。

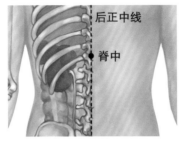

精准定位：在脊柱区，第11胸椎棘突下凹陷中，后正中线上。

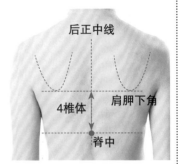

快速取穴：两侧肩胛下角连线与后正中线相交处向下推4个椎体，下缘凹陷处即是。

中枢 GV7

5分钟按摩：按揉中枢，可缓解食欲不振。

·功效·
降逆止痛，清热祛黄，强腰止痛。

·主治·
呕吐，腹满，胃痛，食欲不振，黄疸，腰背痛。

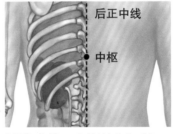

精准定位：在脊柱区，第10胸椎棘突下凹陷中，后正中线上。

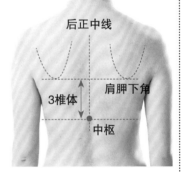

快速取穴：两侧肩胛下角连线与后正中线相交处向下推3个椎体，下缘凹陷处即是。

筋缩 GV8

5分钟按摩：按揉筋缩，可缓解背痛。

·功效·
安神定志，平肝息风，通经活络。

·主治·
抽搐，脊背强直，痉挛拘急，癫痫，胃痛。

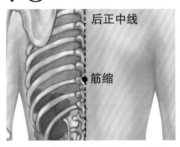

精准定位：在脊柱区，第9胸椎棘突下凹陷中，后正中线上。

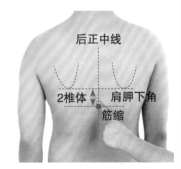

快速取穴：两侧肩胛下角连线与后正中线相交处向下推2个椎体，下缘凹陷处即是。

至阳 GV9

5分钟按摩: 按揉
至阳,可缓解咳嗽、
心痛。

—— 功效 ——

止咳平喘,清热祛黄,
宽胸利膈。

—— 主治 ——

胃脘痛,黄疸,咳嗽,
心悸,腰背疼痛。

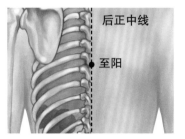

精准定位: 在脊柱区,第7
胸椎棘突下凹陷中,后正中
线上。

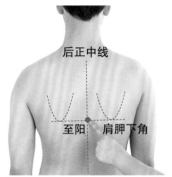

快速取穴: 两侧肩胛下角连
线与后正中线相交处椎体,
下缘凹陷处即是。

灵台 GV10

5分钟按摩: 按揉
灵台,可缓解咳嗽、
气喘。

—— 功效 ——

止咳平喘,清热止痛,
通经活络。

—— 主治 ——

咳嗽,气喘,
颈项僵硬,背痛。

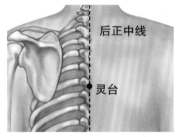

精准定位: 在脊柱区,第6
胸椎棘突下凹陷中,后正中
线上。

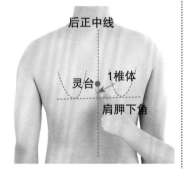

快速取穴: 两侧肩胛下角连
线与后正中线相交处向上推
1个椎体,下缘凹陷处即是。

神道 GV11

5分钟按摩: 按揉
神道,可缓解失眠、
健忘。

—— 功效 ——

宁心安神,清热解毒,
止咳止痛。

—— 主治 ——

失眠,健忘,肩背痛,
小儿惊风,咳嗽。

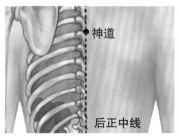

精准定位: 在脊柱区,第5
胸椎棘突下凹陷中,后正中
线上。

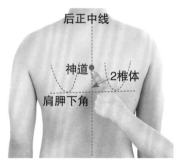

快速取穴: 两侧肩胛下角连
线与后正中线相交处向上推
2个椎体,下缘凹陷处即是。

身柱 GV12

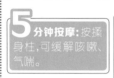

5分钟按摩: 按揉身柱,可缓解咳嗽、气喘。

---功效---

止咳平喘,安神定志,宣肺止痛。

---主治---

咳嗽,气喘,腰脊强痛,神经衰弱。

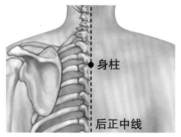

精准定位: 在脊柱区,第3胸椎棘突下凹陷中,后正中线上。

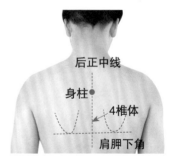

快速取穴: 两侧肩胛下角连线与后正中线相交处向上推4个椎体,下缘凹陷处即是。

陶道 GV13

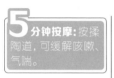

5分钟按摩: 按揉陶道,可缓解咳嗽、气喘。

---功效---

清热消肿,安神定志,柔筋止痛。

---主治---

恶寒发热,头项强痛,目眩,咳嗽,胸痛,疟疾。

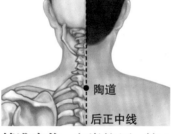

精准定位: 在脊柱区,第1胸椎棘突下凹陷中,后正中线上。

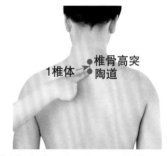

快速取穴: 低头,颈背交界椎骨高突处垂直向下推1个椎体,下缘凹陷处即是。

大椎 GV14

5分钟按摩: 按揉大椎,可缓解颈项痛。

---功效---

清热息风,止咳平喘,通经活络。

---主治---

外感发热,颈项痛,颈椎病,痤疮,风疹。

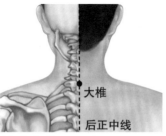

精准定位: 在脊柱区,第7颈椎棘突下凹陷中,后正中线上。

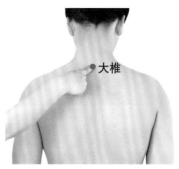

快速取穴: 低头,颈背交界椎骨高突处椎体,下缘凹陷处即是。

哑门 GV15

5分钟按摩：按揉哑门，可缓解舌缓不语、头痛。

──── 功效 ────

通舌开窍，安神定志，散风息风。

──── 主治 ────

声音嘶哑，舌缓不语，头痛，头重，呕吐。

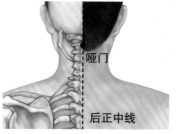

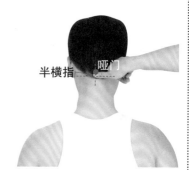

精准定位： 在颈后区，第2颈椎棘突上际凹陷中，后正中线上。

快速取穴： 沿脊柱向上，入后发际上半横指处即是。

风府 GV16

5分钟按摩：按揉风府，可缓解头痛、鼻塞等疾病。

──── 功效 ────

平肝息风，清热消肿，清音利嗓。

──── 主治 ────

感冒，眩晕，鼻塞，头痛，咽喉肿痛。

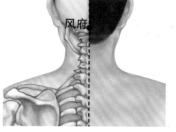

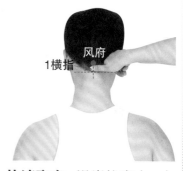

精准定位： 在颈后区，枕外隆凸直下，两侧斜方肌之间凹陷中。

快速取穴： 沿脊柱向上，入后发际上1横指处即是。

脑户 GV17

5分钟按摩：按揉脑户，可缓解头痛、各种眼病。

──── 功效 ────

息风止痛，柔筋开嗓，开窍醒神。

──── 主治 ────

癫痫，眩晕，头重，头痛，颈项僵硬。

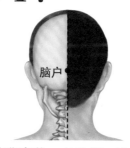

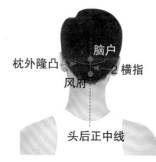

精准定位： 在头部，枕外隆凸的上缘凹陷中。

快速取穴： 先找到风府，直上约2横指，按到一突起骨性标志上缘凹陷处即是。

强间 GV18

5分钟按摩: 按揉强间,可缓解眩晕、头痛。

—— 功效 ——

平肝息风,柔筋止痛,开窍醒神。

—— 主治 ——

颈项强不得回顾,目眩,头痛,癫痫。

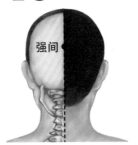

精准定位: 在头部,后发际正中直上4寸。

快速取穴: 先找到脑户,直上2横指处即是。

后顶 GV19

5分钟按摩: 按揉后顶,可缓解偏头痛。

—— 功效 ——

平肝息风,柔筋止痛,开窍醒神。

—— 主治 ——

颈项僵硬,偏头痛,眩晕,心烦,癫痫。

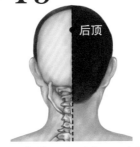

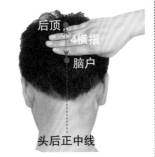

精准定位: 在头部,后发际正中直上5.5寸。

快速取穴: 先找到脑户,直上4横指处即是。

百会 GV20

5分钟按摩: 按揉百会,可缓解眩晕、头痛。

—— 功效 ——

平肝息风,补脑安神,补中益气。

—— 主治 ——

头痛,头晕,失眠,健忘,耳鸣,眩晕,低血压。

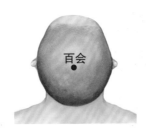

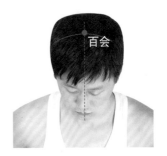

精准定位: 在头部,前发际正中直上5寸。

快速取穴: 正坐,两耳尖与头正中线相交处,按压有凹陷处即是。

前顶 GV21

5分钟按摩: 按揉前顶,可缓解头痛、鼻渊。

---功效---

平肝息风,开窍醒脑,清热通络。

---主治---

头痛,鼻塞,小儿惊风。

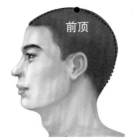

精准定位: 在头部,前发际正中直上3.5寸。

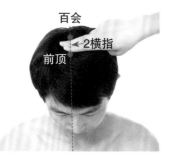

快速取穴: 正坐,由百会向前2横指处即是。

囟会 GV22

5分钟按摩: 按揉囟会,可缓解头痛、眩晕。

---功效---

平肝息风,开窍醒脑,清热通络。

---主治---

头痛,目眩,心悸,面肿,鼻塞。

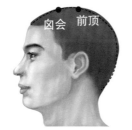

精准定位: 在头部,前发际正中直上2寸。

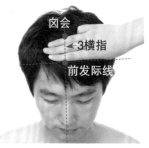

快速取穴: 正坐,从前发际正中直上3横指处即是。

上星 GV23

5分钟按摩: 按揉上星,可缓解头痛、鼻渊、眼疾。

---功效---

清热通络,平肝息风,开窍醒脑。

---主治---

头痛,眩晕,目赤肿痛,鼻出血,鼻痛。

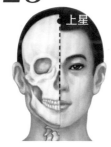

精准定位: 在头部,前发际正中直上1寸。

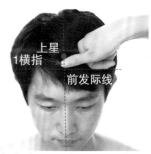

快速取穴: 正坐,从前发际正中直上1横指处即是。

神庭 GV24

5分钟按摩: 按揉神庭,可缓解头痛、失眠、健忘。

—— 功效 ——

清热通络,开窍醒脑,安神补脑。

—— 主治 ——

失眠,目眩,鼻塞,头痛,健忘,目赤肿痛。

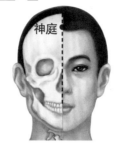

精准定位: 在头部,前发际正中直上 0.5 寸。

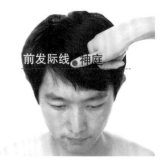

快速取穴: 正坐,从前发际正中直上半横指,拇指指甲中点处即是。

素髎 GV25

5分钟按摩: 招按素髎,可缓解休克、窒息、多种鼻病。

—— 功效 ——

宣通鼻窍,镇惊安神,除湿降浊。

—— 主治 ——

惊厥,昏迷,鼻塞,低血压。

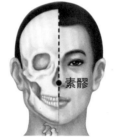

精准定位: 在面部,鼻尖的正中央。

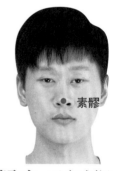

快速取穴: 正坐或仰卧,面部鼻尖正中央即是。

水沟 GV26

5分钟按摩: 招按水沟,可用于急救昏迷、休克、窒息者。

—— 功效 ——

镇惊安神,强腰止痛,清热醒脑。

—— 主治 ——

中暑,面肿,鼻塞,腰脊强痛,挫闪腰痛。

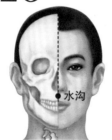

精准定位: 在面部,人中沟的上 1/3 与中 1/3 交点处。

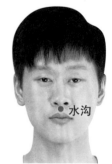

快速取穴: 仰卧,面部人中沟上 1/3 处即是。

兑端 GV27

5分钟按摩: 用指尖掐按兑端,可缓解昏迷、休克。

———— 功效 ————

消肿止痛,祛风通络,开窍醒神。

———— 主治 ————

昏迷,癫痫,鼻塞等症。为急救穴之一。

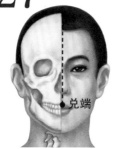

精准定位: 在面部,上唇结节的中点。

快速取穴: 面部人中沟下端的皮肤与上唇的交界处即是。

龈交 GV28

5分钟按摩: 每天用舌头向上唇内侧顶,可刺激龈交。

———— 功效 ————

清热消肿,安神醒脑,通经活络。

———— 主治 ————

小儿面疮,口臭,鼻塞,鼻息肉,癫狂。

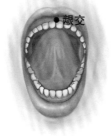

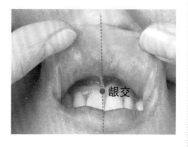

精准定位: 在上唇内,上唇系带与上牙龈的交点。

快速取穴: 在唇内的正中线上,上唇系带与上牙龈相接处即是。

印堂 GV29

5分钟按摩: 按揉印堂,可缓解头晕、失眠、多种鼻病。

———— 功效 ————

息风止痛,清热止血,通经活络。

———— 主治 ————

头痛,眩晕,鼻出血,鼻窦炎,目赤肿痛。

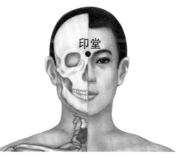

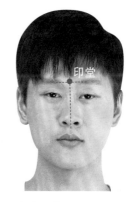

精准定位: 在头部,两眉毛内侧端中间的凹陷中。

快速取穴: 两眉毛内侧端连线中点处即是。

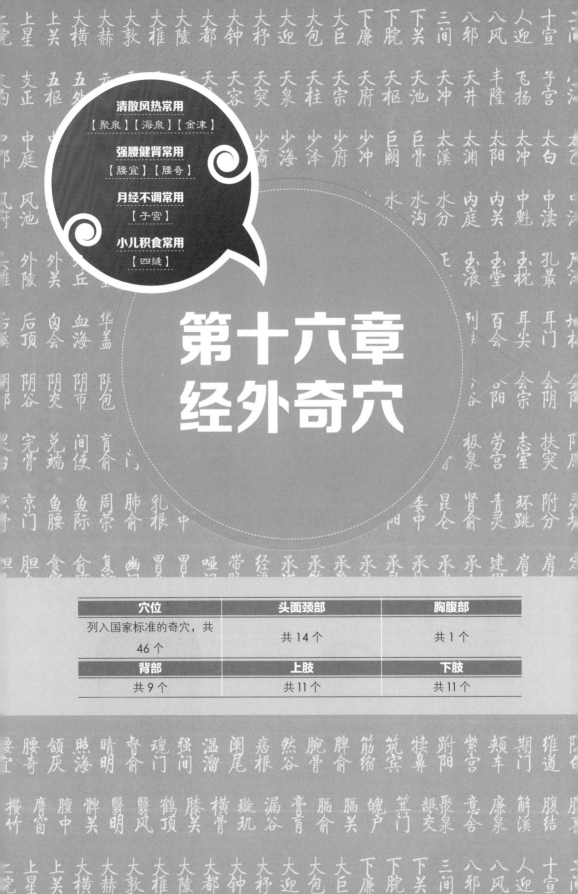

清散风热常用
【聚泉】【海泉】【金津】

强腰健肾常用
【腰宜】【腰奇】

月经不调常用
【子宫】

小儿积食常用
【四缝】

第十六章
经外奇穴

穴位	头面颈部	胸腹部
列入国家标准的奇穴，共46个	共14个	共1个
背部	**上肢**	**下肢**
共9个	共11个	共11个

经外奇穴

经外奇穴是指在十四经穴之外，具有固定名称、位置和主治作用的腧穴，简称奇穴。"奇"是相对于"常"而言的，即以十四经经穴为常。奇穴是指既有定名，又有定位，临床用之有效，但尚未纳入十四经系统的腧穴。这类腧穴在《黄帝内经》《备急千金要方》等书中都有记载。经外奇穴虽然分布比较分散，但与经络仍有密切联系，其中少数腧穴已补充到十四经经穴中。

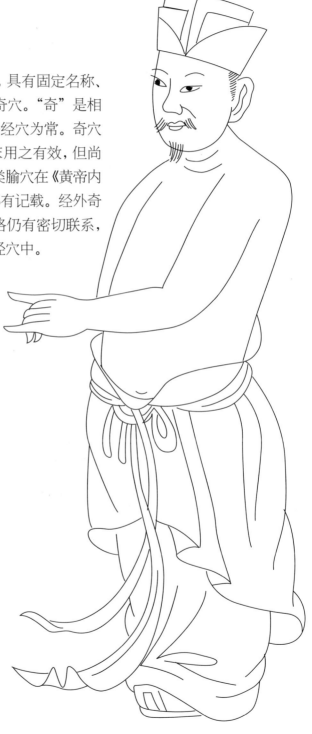

头面颈部穴

四神聪 EX-HN1

5分钟按摩

用拇指按揉四神聪，每天坚持，可缓解眩晕、头痛。

---功效---

息风止痛，安神补脑，明目开窍。

---主治---

失眠，健忘，癫痫，头痛，眩晕。

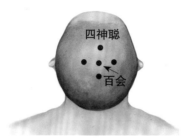

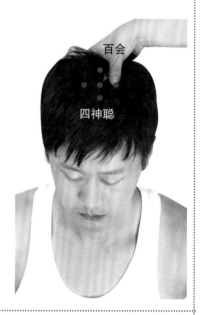

精准定位： 在头部，百会（GV20）前后左右各旁开1寸，共4穴。

快速取穴： 先找百会，其前后左右各1横指处即是，共4穴。

当阳 EX-HN2

5分钟按摩

按揉当阳，可缓解眩晕、头痛、失眠、健忘。

---功效---

疏风止痛，清头明目，安神补脑。

---主治---

失眠，健忘，头痛，眩晕。

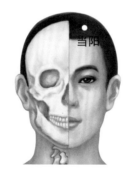

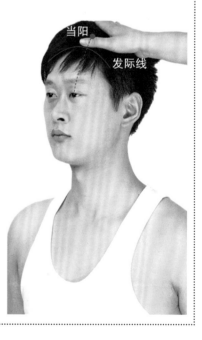

精准定位： 在头部，瞳孔直上，前发际上1寸。

快速取穴： 直视前方，沿瞳孔垂直向上，自发际线直上1横指处即是。

鱼腰 EX-HN4

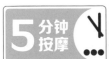

按揉鱼腰,可缓解
多种眼疾。

---- 功效 ----

清热消肿,散瘀止痛,
疏经提肌。

---- 主治 ----

口眼歪斜,眼睑下垂,
鼻出血,目赤肿痛。

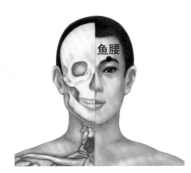

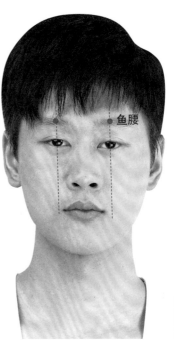

精准定位: 在头部,瞳孔直
上,眉毛中。

快速取穴: 直视前方,从瞳孔
直上眉毛中即是。

太阳 EX-HN5

5分钟按摩

用拇指按揉太阳,
可缓解偏头痛。

---- 功效 ----

解除疲劳,振奋精神,
止痛醒脑。

---- 主治 ----

失眠,健忘,偏头痛,
头痛,眩晕。

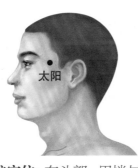

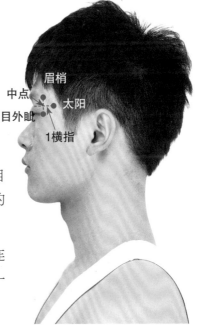

精准定位: 在头部,眉梢与目
外眦之间,向后约1横指的
凹陷中。

快速取穴: 眉梢与目外眦连
线中点向后1横指,触及一
凹陷处即是。

耳尖 EX-HN6

5分钟按摩

用拇指和食指用力挤压耳尖,可防治睑腺炎。

········功效········

清热祛风,解痉止痛,通经活络。

········主治········

急性结膜炎,睑腺炎,沙眼,头痛,咽喉炎,高热。

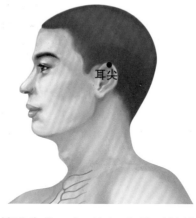

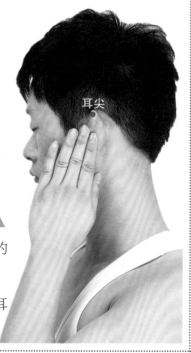

精准定位: 在耳区,在外耳轮的最高点。

快速取穴: 将耳郭折向前方,耳郭上方尖端处即是。

球后 EX-HN7

5分钟按摩

用拇指或中指按揉球后,可防治多种眼部疾患。

········功效········

清热祛风,明目退翳。

········主治········

视神经炎,青光眼,内斜视,青少年近视等多种眼病。

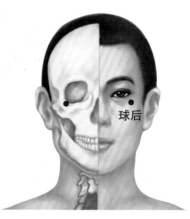

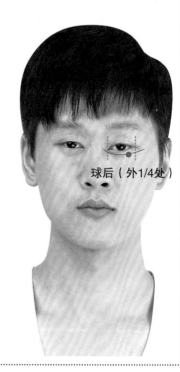

精准定位: 在面部,眶下缘外 1/4 与内 3/4 交界处。

快速取穴: 把眼眶下缘分成 4 等分,外 1/4 处即是。

上迎香 EX-HN8

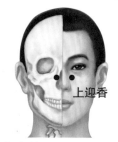
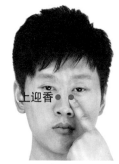

上迎香

上迎香

5分钟按摩：用拇指按揉上迎香,可缓解多种鼻病。

—— 功效 ——

清热祛风,通窍止痛,通经活络。

—— 主治 ——

过敏性鼻炎,鼻窦炎,鼻出血,嗅觉减退。

精准定位：在面部,鼻翼软骨与鼻甲的交界处,近鼻翼沟上端处。

快速取穴：沿鼻侧鼻唇沟向上推,上端尽头凹陷处即是。

内迎香 EX-HN9

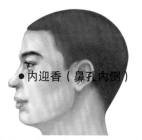
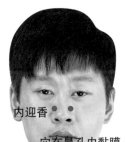

内迎香（鼻孔内侧）

内迎香

穴在鼻孔内黏膜上

5分钟按摩：按揉内迎香,可以使鼻部保持通畅。

—— 功效 ——

开窍醒神,清热泻火。

—— 主治 ——

头痛,目赤肿痛,鼻炎,咽喉炎,中暑。

精准定位：在鼻孔内,鼻翼软骨与鼻甲交界的粘膜处。

快速取穴：正坐,在鼻孔内,与上迎香相对处的黏膜上即是。

聚泉 EX-HN10

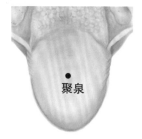
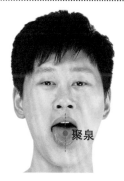

聚泉

聚泉

5分钟按摩：用舌头刺激聚泉,可维护口腔的正常功能。

—— 功效 ——

清散风热,祛邪开窍,生津止渴。

—— 主治 ——

舌肌麻痹,哮喘,吐舌,中风舌强不语。

精准定位：在口腔内,舌背正中缝的中点处。

快速取穴：正坐,张口伸舌。在舌正中缝的中点处即是。

海泉 EX-HN11

刺激海泉, 可防口角炎、口腔溃疡、牙龈炎等口腔疾病。

────── 功效 ──────

清散风热, 祛邪开窍, 生津止渴。

────── 主治 ──────

口舌生疮, 咽喉炎, 呕吐, 腹泻, 糖尿病, 高热神昏。

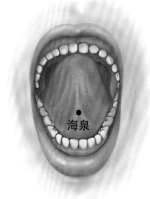

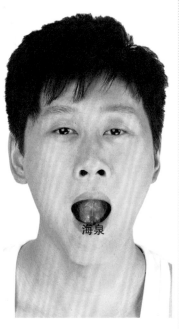

精准定位: 在口腔内, 舌下系带中点处。

快速取穴: 正坐, 张口, 舌转卷向后方, 舌下系带中点处即是。

金津 EX-HN12

刺激金津, 可使舌体灵活, 促进口腔疾病康复。

────── 功效 ──────

软舌消肿, 清散风热, 祛邪开窍, 生津止渴。

────── 主治 ──────

口腔炎, 咽喉炎, 扁桃体炎, 中风失语, 呕吐, 腹泻。

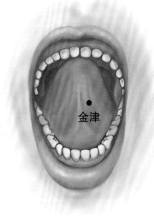

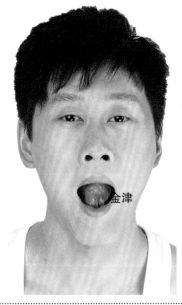

精准定位: 在口腔内, 舌下系带左侧的静脉上。

快速取穴: 伸出舌头, 舌底面, 系带左侧的静脉上即是。

玉液 EX-HN13

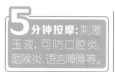

5分钟按摩: 刺激玉液,可防口腔炎、咽喉炎、语言障碍等。

—— 功效 ——

软舌消肿,清散风热,祛邪开窍。

—— 主治 ——

口腔炎,咽喉炎,扁桃体炎。

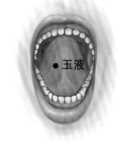

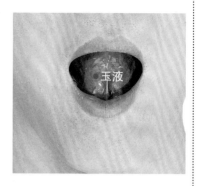

精准定位: 在口腔内,舌下系带右侧的静脉上。

快速取穴: 伸出舌头,舌底面,系带右侧的静脉上即是。

翳明 EX-HN14

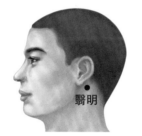

5分钟按摩: 按揉翳明,可缓解多种眼部疾病。

—— 功效 ——

息风止痛,祛邪开窍,安神明目。

—— 主治 ——

远视,近视,白内障,青光眼,耳鸣,头痛。

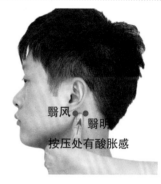

精准定位: 在项部,翳风(TE17)后1寸。

快速取穴: 将耳垂向后按,正对耳垂边缘凹陷处,向后1横指处即是。

颈百劳 EX-HN15

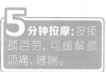

5分钟按摩: 按揉颈百劳,可缓解颈项痛、哮喘。

—— 功效 ——

滋补肺阴,息风止痛,舒筋活络。

—— 主治 ——

支气管炎,支气管哮喘,肺结核,颈椎病。

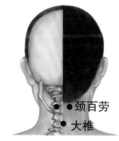

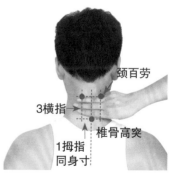

精准定位: 在颈部,第7颈椎棘突直上2寸,后正中线旁开1寸。

快速取穴: 颈背交界椎骨高突处椎体,直上3横指,再旁开1拇指同身寸处即是。

胸腹部穴

子宫 EX-CA1

按揉子宫,可缓解多种妇科疾病。

────── 功效 ──────

调经理气,升提下陷。

────── 主治 ──────

月经不调,子宫脱垂,痛经,子宫内膜炎,盆腔炎,膀胱炎,阑尾炎。

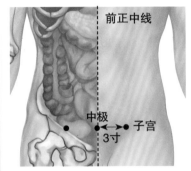

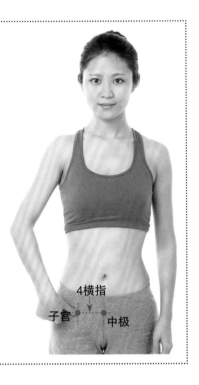

精准定位: 在下腹部,脐中下4寸,前正中线旁开3寸。

快速取穴: 先取中极,旁开4横指处即是。

背部穴

定喘 EX-B1

按揉定喘,可缓解咳嗽、气喘。

────── 功效 ──────

消喘止咳,息风止痛,舒筋活络。

────── 主治 ──────

支气管炎,支气管哮喘,百日咳,荨麻疹,肩背软组织疾患,落枕。

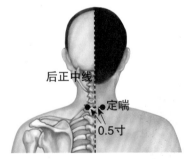

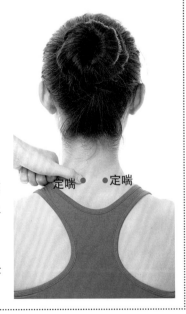

精准定位: 在脊柱区,横平第7颈椎棘突下,后正中线旁开0.5寸。

快速取穴: 颈背交界椎骨高突处椎体下缘,旁开半横指处即是。

夹脊 EX-B2

5分钟按摩: 按揉夹脊,可缓解多种相应疾病。

—— 功效 ——

调理脏腑,息风止痛,舒筋活络。

—— 主治 ——

心、肺、上肢疾患,腰、腹、下肢疾患。

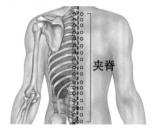

夹脊

精准定位: 在脊柱区,第1胸椎至第5腰椎棘突下两侧,后正中线旁开0.5寸,一侧17穴。

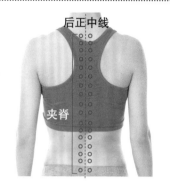

后正中线

夹脊

快速取穴: 颈背交界椎骨高突处椎体,向下推共有17个椎体,旁开半横指处即是。

胃脘下俞 EX-B3

5分钟按摩: 按揉胃脘下俞,可缓解多种胃病。

—— 功效 ——

益胃生津,息风止痛,舒筋健脾。

—— 主治 ——

胃炎,胰腺炎,支气管炎,肋间神经痛。

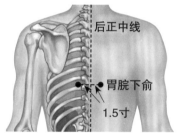

后正中线

胃脘下俞

1.5寸

精准定位: 在脊柱区,横平第8胸椎棘突下,后正中线旁开1.5寸。

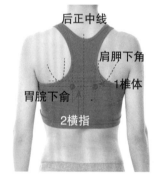

后正中线

肩胛下角

1椎体

胃脘下俞

2横指

快速取穴: 两肩胛下角连线与后正中线相交处向下推1个椎体,下缘旁开2横指处即是。

痞根 EX-B4

5分钟按摩: 按揉痞根,可缓解多种胃病、肝病。

—— 功效 ——

消痞止痛,健脾和胃,息风止痛。

—— 主治 ——

胃痉挛,胃炎,胃扩张,肝炎,肝脾肿大。

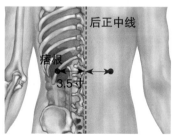

后正中线

痞根

3.5寸

精准定位: 在腰区,横平第1腰椎棘突下,后正中线旁开3.5寸。

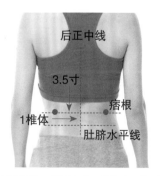

后正中线

3.5寸

1椎体

痞根

肚脐水平线

快速取穴: 肚脐水平线与后正中线交点向上推1个椎体,在其棘突下,旁开3.5寸处即是。

下极俞 EX-B5

5分钟按摩

按揉下极俞,可缓解肾炎、遗尿。

········· 功效 ·········

强腰健肾,安神定志,止痛通便。

········· 主治 ·········

肾炎,遗尿,肠炎,腰肌劳损,阳痿,遗精。

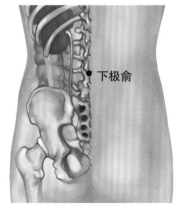

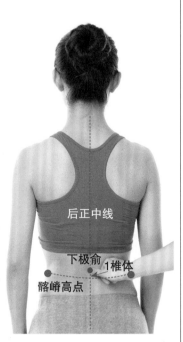

精准定位: 在腰区,第3腰椎棘突下。

快速取穴: 两侧髂嵴高点水平线与脊柱交点向上推1个椎体,下缘凹陷处即是。

腰宜 EX-B6

5分钟按摩

按揉腰宜,可缓解腰痛、遗尿。

········· 功效 ·········

强腰健肾,安神定志,止痛通便。

········· 主治 ·········

睾丸炎,遗尿,肾炎,腰肌劳损,腰椎间盘突出。

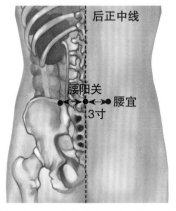

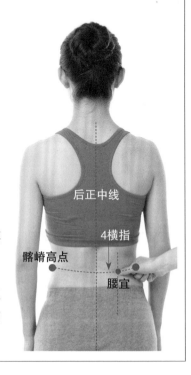

精准定位: 在腰区,横平第4腰椎棘突下,后正中线旁开3寸。

快速取穴: 俯卧,两侧髂嵴高点水平线与脊柱交点旁开4横指凹陷处即是。

腰眼 EX-B7

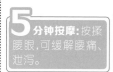

5分钟按摩： 按揉腰眼，可缓解腰痛、泄泻。

—— 功效 ——
调经止带，通经止痛，强腰健胃。

—— 主治 ——
睾丸炎，遗尿，肾炎，腰肌劳损，泄泻。

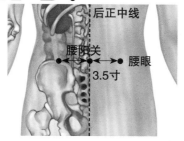

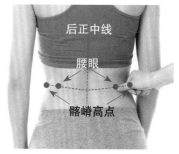

精准定位： 在腰区，横平第4腰椎棘突下，后正中线旁开约3.5寸凹陷中。

快速取穴： 两侧髂嵴高点水平线与脊柱交点旁开3.5寸处即是。

十七椎 EX-B8

5分钟按摩： 按揉十七椎，可缓解月经不调、腰痛。

—— 功效 ——
温经通络，温肾壮阳，调经止血。

—— 主治 ——
月经不调，坐骨神经痛，腰骶部疼痛。

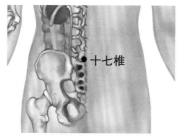

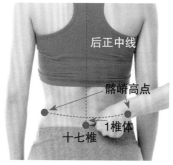

精准定位： 在腰区，第5腰椎棘突下凹陷中。

快速取穴： 两侧髂嵴高点水平线与脊柱交点向下推1个椎体，棘突下即是。

腰奇 EX-B9

5分钟按摩： 按揉腰奇，可缓解脱肛、便秘。

—— 功效 ——
强腰健肾，安神定志，止痛通便。

—— 主治 ——
失眠，头痛，便秘，脱肛。

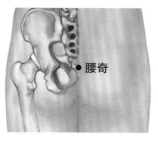

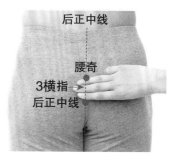

精准定位： 在骶区，尾骨端直上2寸，骶角之间凹陷中。

快速取穴： 顺着脊柱向下触摸，尾骨端直上3横指凹陷处即是。

上肢穴

肘尖 EX-UE1

按揉肘尖,可缓解颈淋巴结结核、痈疔疮疡等。

-----功效-----

软坚散结。

-----主治-----

颈淋巴结结核,疮疡。

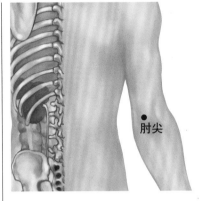

肘尖

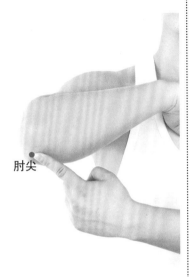

肘尖

精准定位: 在肘后区,尺骨鹰嘴的尖端。

快速取穴: 屈肘,摸到肘关节的最尖端处即是。

二白 EX-UE2

用拇指按揉二白,每天坚持,可缓解痔疮、脱肛。

-----功效-----

提肛消痔,局部止痛。

-----主治-----

前臂神经痛,脱肛,胸胁痛,痔疮。

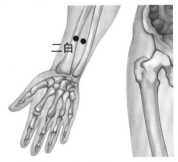

二白

精准定位: 在前臂前区,腕掌侧远端横纹上4寸,桡侧腕屈肌腱两侧,一肢2穴。

快速取穴: 握拳,大拇指侧一筋凸起,腕横纹直上两个3横指处与筋交点两侧即是。

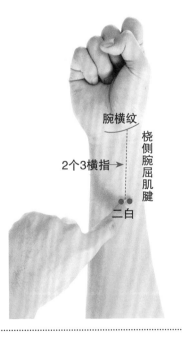

腕横纹

桡侧腕屈肌腱

2个3横指→

二白

中泉 EX-UE3

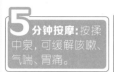

5分钟按摩：按揉中泉，可缓解咳嗽、气喘、胃痛。

────── 功效 ──────

降逆止呕，舒胸止痛，通经活络。

────── 主治 ──────

支气管炎，支气管哮喘，胃炎，肠炎。

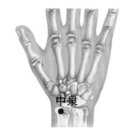

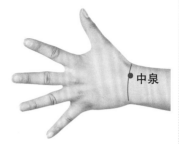

精准定位：在前臂后区，腕背侧远端横纹上，指总伸肌腱桡侧的凹陷中。

快速取穴：手用力撑开，指总伸肌腱与腕背横纹交点靠拇指侧的凹陷处即是。

中魁 EX-UE4

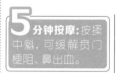

5分钟按摩：按揉中魁，可缓解贲门梗阻、鼻出血。

────── 功效 ──────

降逆消食，舒胸止呕，通经活络。

────── 主治 ──────

贲门梗阻，急性胃炎，反胃，呕吐，鼻出血。

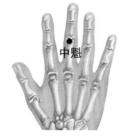

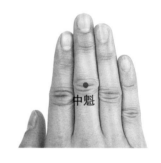

精准定位：在手指，中指背面，近侧指间关节的中点处。

快速取穴：中指背侧靠近心脏端的指间关节中点处即是。

大骨空 EX-UE5

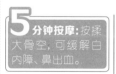

5分钟按摩：按揉大骨空，可缓解白内障、鼻出血。

────── 功效 ──────

退翳明目。

────── 主治 ──────

目痛，结膜炎，角膜炎，白内障，鼻出血，急性胃肠炎，吐泻。

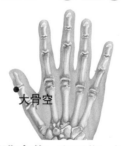

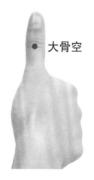

精准定位：在手指，拇指背面，指间关节的中点处。

快速取穴：抬臂俯掌，拇指指关节背侧横纹中点处即是。

小骨空 EX-UE6

5分钟按摩

按揉小骨空,可缓解眼病、咽喉炎、掌指关节痛。

······ 功效 ······

明目止痛。

······ 主治 ······

目赤肿痛,咽喉肿痛,掌指关节痛。

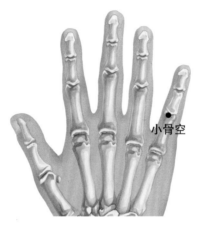

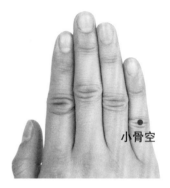

小骨空

小骨空

精准定位: 在手指,小指背面,近侧指间关节的中点处。

快速取穴: 小指背侧近端指间关节横纹中点处即是。

腰痛点 EX-UE7

5分钟按摩

用拇指掐按腰痛点,可缓解急性腰扭伤。

······ 功效 ······

舒筋止痛,活血化瘀。

······ 主治 ······

急性腰扭伤,头痛,目眩,耳鸣,气喘。

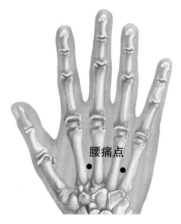

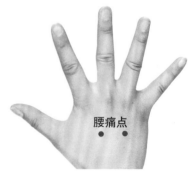

腰痛点

腰痛点

精准定位: 在手背,第2、3掌骨间及第4、5掌骨间,腕背侧远端横纹与掌指关节中点处,一手2穴。

快速取穴: 手背第2、3掌骨间,第4、5掌骨间,掌背中点的凹陷处即是。

外劳宫 EX-UE8

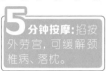

5分钟按摩：招按外劳宫，可缓解颈椎病、落枕。

······ 功效 ······

舒筋活络，活血化瘀，祛风止痛。

······ 主治 ······

颈椎病，偏头痛，落枕，口腔溃疡，手背痛。

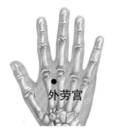

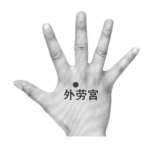

精准定位：在手背，第2、3掌骨间，掌指关节后0.5寸（指寸）凹陷中。

快速取穴：手背第2、3掌骨间从掌指关节向后半横指处即是。

八邪 EX-UE9

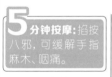

5分钟按摩：招按八邪，可缓解手指麻木、咽痛。

······ 功效 ······

祛风通络，清热止痛，消肿止痛。

······ 主治 ······

手指拘挛，手指麻木，头痛，咽痛。

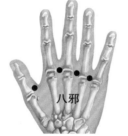

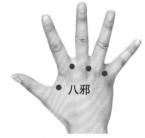

精准定位：在手背，第1~5指间，指蹼缘后方赤白肉际处，左右共8穴。

快速取穴：手背，第1~5指间，两手指根部之间，皮肤颜色深浅交界处即是。

四缝 EX-UE10

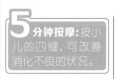

5分钟按摩：按小儿的四缝，可改善消化不良的状况。

······ 功效 ······

消食导滞，止咳平喘，祛痰化积。

······ 主治 ······

百日咳，小儿消化不良，肠蛔虫病。

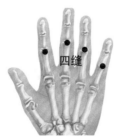

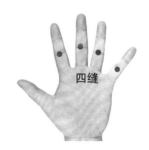

精准定位：在手指，第2~5指掌面的近侧指间关节横纹的中央，一手4穴。

快速取穴：手掌侧，第2~5指近端指间关节中点即是。

十宣 EX-UE11

5分钟按摩

两手十指相对,一起活动手指,可使手指更加灵活。

—— 功效 ——

清热止痛,通窍定志,舒筋活络。

—— 主治 ——

外感发热,昏迷,休克,失眠,中暑,手指麻木。

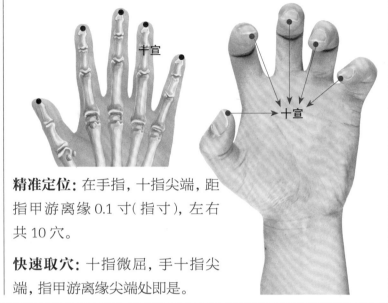

精准定位: 在手指,十指尖端,距指甲游离缘0.1寸(指寸),左右共10穴。

快速取穴: 十指微屈,手十指尖端,指甲游离缘尖端处即是。

下肢穴

髌骨 EX-LE1

5分钟按摩

用拇指或中指掐髌骨,可缓解膝关节痛。

—— 功效 ——

活血止痛,通利关节,舒筋活络。

—— 主治 ——

腿痛,膝关节炎。

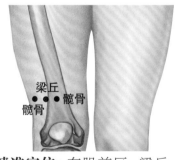
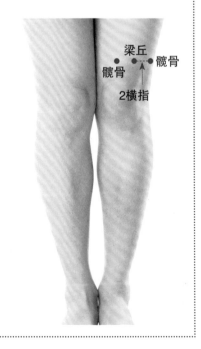

精准定位: 在股前区,梁丘(ST34)两旁各1.5寸,一肢2穴。

快速取穴: 先在髌骨外上缘上3横指取梁丘,在梁丘两侧各2横指处即是。

鹤顶 EX-LE2

———— 功效 ————

活血止痛,通利关节,舒筋活络。

———— 主治 ————

膝关节炎,下肢无力,脑血管病后遗症。

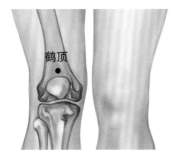

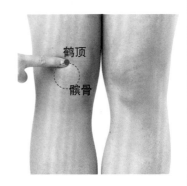

精准定位: 在膝前区,髌底中点的上方凹陷处。

快速取穴: 膝部正中骨头上缘正中凹陷处即是。

百虫窝 EX-LE3

———— 功效 ————

祛风止痒。

———— 主治 ————

荨麻疹,风疹,皮肤瘙痒症,湿疹,蛔虫病。

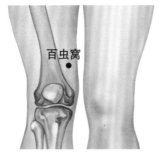

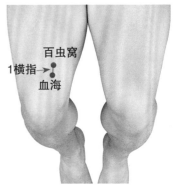

精准定位: 在股前区,髌底内侧端上3寸。

快速取穴: 屈膝,血海上1横指处即是。

内膝眼 EX-LE4

———— 功效 ————

祛风除湿,舒筋利节,活络止痛。

———— 主治 ————

各种原因所致的膝关节炎,髌骨软化症。

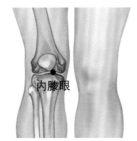

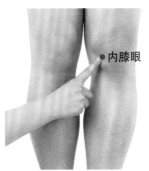

精准定位: 在膝部,髌韧带内侧凹陷处的中央。

快速取穴: 坐位,微伸膝关节,膝盖下内侧凹窝处即是。

胆囊 EX-LE6

5分钟按摩

用拇指按揉胆囊，可缓解下肢痹痛、胆囊炎。

.... 功效 ....

消炎止痛,消石驱虫,通经活络。

.... 主治 ....

急、慢性胆囊炎,胆石症,胆绞痛,下肢瘫痪。

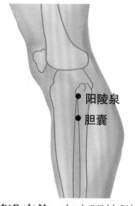

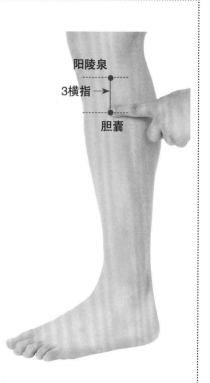

精准定位： 在小腿外侧，腓骨小头直下 2 寸。

快速取穴： 小腿外侧上部，阳陵泉直下 3 横指处即是。

阑尾 EX-LE7

5分钟按摩

用拇指按揉阑尾，可缓解下肢痹痛、阑尾炎。

.... 功效 ....

消炎止痛,消积散食,通经活络。

.... 主治 ....

急、慢性阑尾炎,胃炎,消化不良,下肢痹痛。

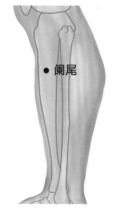

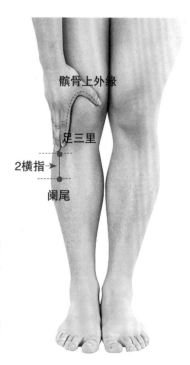

精准定位： 在小腿外侧，髌韧带外侧凹陷下 5 寸，胫骨前嵴外 1 横指(中指)。

快速取穴： 足三里向下 2 横指处即是。

内踝尖 EX-LE8

用拇指按揉内踝尖，可缓解下牙痛、腓肠肌痉挛。

·········· 功效 ··········
活络止痛，舒筋利节。

·········· 主治 ··········
下牙痛，腓肠肌痉挛。

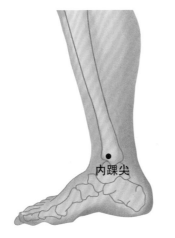

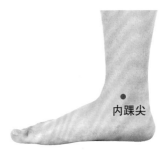

精准定位： 在踝区，内踝的凸起处。

快速取穴： 正坐，垂足，内踝之最高点处即是。

外踝尖 EX-LE9

用拇指按揉外踝尖，可缓解牙痛、腓肠肌痉挛。

·········· 功效 ··········
活络止痛，舒筋利节。

·········· 主治 ··········
牙痛，腓肠肌痉挛，寒热脚气。

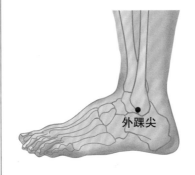

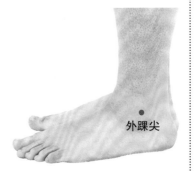

精准定位： 在踝区，外踝的最凸起处。

快速取穴： 正坐，垂足，外踝之最高点处即是。

八风 EX-LE10

用拇指按揉八风，可缓解头痛、牙痛、胃痛、月经不调。

功效

消肿止痛，清热解毒，去脚气。

主治

头痛，牙痛，胃痛，足背肿痛，趾痛，月经不调。

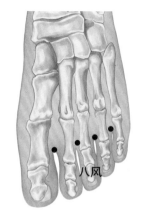

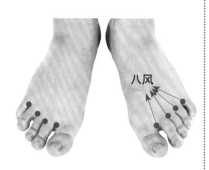

精准定位： 在足背，第1~5趾间，趾蹼缘后方赤白肉际处，左右共8穴。

快速取穴： 足5趾各趾间缝纹头尽处即是，一侧4穴。

独阴 EX-LE11

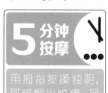

用拇指按揉独阴，可缓解心绞痛、月经不调。

功效

息风止痛，调理冲任，调经止带。

主治

疝气，心绞痛，呕吐，月经不调。

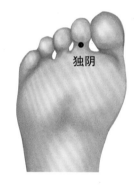

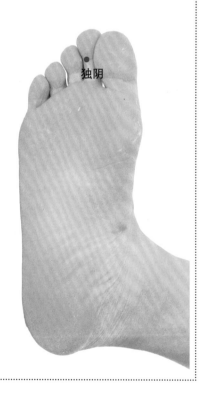

精准定位： 在足底，第2趾的跖侧远端趾间关节的中点。

快速取穴： 仰足，第2足趾掌面远端趾间关节横纹中点处即是。

气端 EX-LE12

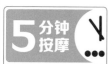

用拇指按揉气端，可缓解足痛、脚气、足趾麻木等。

········ 功效 ········

活络止痛，舒筋利节，通窍开络。

········ 主治 ········

足背肿痛，足趾麻木。

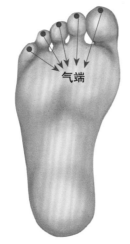

气端

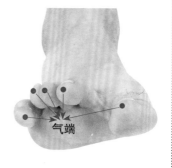

气端

精准定位: 在足趾，十趾端的中央，距趾甲游离缘 0.1 寸(指寸)，左右共 10 穴。

快速取穴: 正坐，足十趾尖端趾甲游离尖端处即是。

附录 十四经脉腧穴及经外奇穴索引（按笔画）